解《药性歌括四百味》
药食同源卷

中国中医药科技发展中心
组编

中医经典
科普读本

中国科学技术出版社

· 北 京 ·

图书在版编目（CIP）数据

趣解《药性歌括四百味》. 药食同源卷 / 中国中医药科技发展中心组编 . —
北京：中国科学技术出版社，2024.1

（中医经典科普读本）

ISBN 978-7-5046-9999-2

Ⅰ . ①趣… Ⅱ . ①中… Ⅲ . ①中药性味—方歌—中国—明代 Ⅳ . ① R285.1

中国国家版本馆 CIP 数据核字 (2023) 第 234036 号

策划编辑	韩　翔　于　雷
责任编辑	于　雷
文字编辑	靳　羽　卢兴苗
装帧设计	佳木水轩
责任印制	李晓霖

出　　版	中国科学技术出版社
发　　行	中国科学技术出版社有限公司发行部
地　　址	北京市海淀区中关村南大街 16 号
邮　　编	100081
发行电话	010-62173865
传　　真	010-62179148
网　　址	http://www.cspbooks.com.cn

开　　本	889mm×1194mm　1/32
字　　数	1054 千字
印　　张	41.75
版　　次	2024 年 1 月第 1 版
印　　次	2024 年 1 月第 1 次印刷
印　　刷	北京盛通印刷股份有限公司
书　　号	ISBN 978-7-5046-9999-2/R·3151
定　　价	128.00 元（全五册）

（凡购买本社图书，如有缺页、倒页、脱页者，本社发行部负责调换）

编著者名单

组　　编　中国中医药科技发展中心

主　　编　胡镜清　中国中医药科技发展中心

副 主 编　范劲松　中国中医药科技发展中心

　　　　　刘陆阳　中国中医药科技发展中心

执行主编　许伟明　中国中医药科技发展中心

　　　　　陆　洋　北京中医药大学

　　　　　闵志强　成都中医药大学

编　　者　（以姓氏笔画为序）

　　　　　王　智　中国中医科学院广安门医院

　　　　　邢　凯　北京市昌平区中医医院

　　　　　曲　璐　中国中医科学院中国医史文献研究所

　　　　　朱　颖　北京市密云区妇幼保健院

　　　　　刘　爽　中国中医科学院

　　　　　孙良明　中国中医科学院广安门医院

　　　　　苏克雷　江苏省中西医结合医院

　　　　　李　琦　中国中医药科技发展中心

　　　　　李宏彦　中国中医药科技发展中心

　　　　　杨李君雯　北京中医药大学

　　　　　辛高杰　中国中医科学院西苑医院

　　　　　张　悦　中国中医科学院针灸研究所

　　　　　张　震　中国中医科学院西苑医院

　　　　　张雨琪　中国中医科学院中医药信息研究所

　　　　　张媛凤　中国中医药科技发展中心

　　　　　陈丽梅　中国中医科学院广安门医院

畅苏瑞　中国中医科学院西苑医院

罗　屹　中国中医科学院广安门医院

郝鸣昭　中国中医科学院中国医史文献研究所

胡嘉同　中国中医科学院广安门医院

翁晓芳　中国中医科学院中国医史文献研究所

唐　静　中国中医药科技发展中心

唐　璇　中国中医科学院中药研究所

曹文杰　中国中医科学院针灸研究所

蔡嫣然　中国中医药科技发展中心

内容提要

　　《药性歌括四百味》为明代医家龚廷贤所撰，在医药界流传颇广，影响很大，是一部深受读者欢迎的中医阐释性读物。该书以四言韵语文体，介绍了四百余味常用中药的功效和应用。

　　本书摘取《药性歌括四百味》书中381味常用中药，分为药食同源卷和非药食同源卷，包含药食同源药物111味、非药食同源药物270味，覆盖了植物、动物、矿物、菌类等多种自然界药物。编者以原著为依托，通过药物故事、文化典故、名人轶事等形式，从药名、药性、药物功效、药物形态等多角度，突出每味中药的典型特点，部分中药增加了日常保健使用方法和注意事项。

　　本书内容简单有趣，语言通俗易懂，力求简单明了地介绍中药，提高大众对中药文化的兴趣，助力中医药文化科普宣传。

丛书前言

为贯彻落实《中共中央国务院关于促进中医药传承创新发展的意见》提出的"挖掘和传承中医药宝库中的精华精髓,加强典籍研究利用"相关精神,中国中医药科技发展中心(国家中医药管理局人才交流中心)于成立之初启动了"中医药古典医籍讲释课件制作示范研究项目",希望组织中医药行业内高水平专家,对代表性中医古籍进行准确、权威的还原与规范化、通俗化、现代化的解读,充分挖掘和传承这些中医古籍的精华精髓。

在"中医药古典医籍讲释课件制作示范研究项目"支持下,本套丛书选择了文字浅近、内容简要、说理明白、易记易诵的四部中医入门古籍开展了示范研究,涵盖了医理、中药、方剂等方面。其中,《〈医学三字经〉科普解读》是对清代著名医家陈修园著《医学三字经》的科普解读读本,该读本从中、西医两个维度,介绍了常见疾病的病因和治疗概况,并借鉴《黄帝内经》黄帝、岐伯一问一答的形式,将原书中的疑问逐一展开并详细解答。《趣解〈药性歌括四百味〉》摘取了明代医家龚廷贤所著《药性歌括四百味》书中 381 味常用中药,通过药物故事、文化典故、名人轶事等活泼多样的形式,从药名、药性、药物功效、药物形态等角度,生动阐释了每味中药的典型特征。《趣说千古流"方"》是对清代医家汪昂所著《汤头歌诀》的现代解读,对常用方剂的组成、功效、主治、方解、临床应用和方歌等内容进行了系统整合,并以故事对话的形式进行了编写,以期让方剂更生动、形象、简单、实用。《承先启后〈温疫论〉》则是对明代著名医家吴有性所著的《温疫论》的深入解读和阐发,尤其是对中医药在非典型性肺炎、新冠肺炎诊治中的独特作用,依据事实详细论述其学术原理。

  在组织编撰科普读本的同时，丛书编委会还将上述图书制作成音视频，在科学普及出版社同期出版。在本书付梓之际，衷心感谢国家中医药管理局有关部门的指导和大力支持，感谢各位专家编委的艰辛努力，感谢中国科学技术出版社的辛勤工作。

  由于时间、精力有限，本书疏漏在所难免，希望得到广大中医药工作者、爱好者的关注和指正。也希望本套丛书的出版，对弘扬中医药经典、传播中医药文化有所裨益。

丛书编委会

2024 年 1 月

目　录

1. 人 参

人参被称为"百草之王",《药性歌括四百味》称其能"大补元气(大补人的精、气、神)"。对于普通百姓而言,人参在各种滋补类中药材中有较高的地位,以道地、质优的人参入药,是发挥其大补之效的前提。因此,鉴别人参的品质成为重中之重。

野生来源与人工栽培的人参在药用价值和价格方面相差极大。最为名贵的人参当属高年份野山参(自然生长于我国东北深山密林15年以上的人参),它的数量并不多,目前市面上流通的"野山参"绝大部分为林下参。《中华人民共和国药典》将人工参与种植的人参分为两种:一种是播种在山林,在野生状态下自然生长的人参,被称为"林下山参",习称"籽海";另一种是经过人工栽培,生长在种植大棚下的人参,被称为"园参"。

鉴别人参有一首歌诀:"芦碗紧密相互生,圆腹圆芦枣核芋,紧皮细纹疙瘩体,须似皮条长又清,珍珠点点缀须下,具此特征野山参。"

芦碗:指草本植物药材根茎部分,每年地上茎枯死后留下的痕迹,中心凹陷似碗。芦碗越明显、间隔越紧密、数量越多的人参越珍贵。

圆芦:由野山参早期的芦碗逐渐退化形成的。外形圆润、均匀者属于优质野山参。

芋:为圆芦上生出的根须,其形状当如大枣核。

此外,优质的野山参皮色润泽、有神气,身体纹理清晰、细如铁线,根须洁净且长,并且布满一个个形如珍珠的小疙瘩等。

人参的生长需要数年到数十年,它不像树木一样随着时间长高长大，而是将土壤的精华封藏在身体里，即便是生长了200年左右的野山参，湿重也只有600克上下而已。因此，人参也被叫作"地精"，"大补元气（大补人的精、气、神）"的功效也由此而来。

中医学有一方，名为独参汤，仅用人参一味药物来治疗由于大失血、严重泄泻等急重症导致的面色苍白，手足清冷，汗出欲脱（气血耗损严重，甚可致死）。在临床中，独参汤也被用于急性心肌梗死（多有剧烈而持久的胸骨后疼痛，休息及药物难以缓解，可危及生命）、产后出血休克，以及低体重儿童的治疗。

人参不仅可以作为大补的中药材，只要用法与用量恰当，也是食疗的上佳原料。明代宁原所写《食鉴本草》记载了一种人参粥，适合大病之后脾胃虚弱的患者饮用，做法与用量：人参末、姜汁各15克，与小米共同煮粥，空腹服食。

2. 茯 苓

相传秦始皇曾在泰山的两棵巨大古松树下躲雨，这两棵古松因护驾有功，被秦始皇赏赐官爵，封为"五大夫松"。在"五大夫松"的不远处，还有一棵2300多年的"望人松"，堪称是年纪最大的松树。人们都认为松树是顽强、不老的象征，也被称为"长生树"。就在这些长生树下，生长着一种可以入药的小精灵——茯苓（也叫茯灵），被道教奉为上品仙药。

野生茯苓生长在大松树下。古人采摘茯苓时，会寻找山中被砍伐过的古松，将枯槁的、不再生长枝叶的断枝称为"茯苓拔"。如果"茯苓拔"周围3米左右的地面坚硬，土壤牢不可拔，那么用铁锹掘开土壤就一定能找到茯苓。自然长成的茯苓皮黑肉白，古人认为，茯苓外形如鸟兽、龟鳖的比普通体型的具有更强药效。野生茯苓的个头一般较人工种植的小很多，所以现在入药的多是以松木块和茯苓菌核培育的人工品种。

《药性歌括四百味》说茯苓"味淡，渗湿利窍"。在《伤寒论》中，可以治疗水肿的五苓散（茯苓、泽泻、猪苓、白术、桂枝）就利用了茯苓的"渗湿利窍"，以达到健脾祛湿的效果。中医内科专家俞长荣曾有一位程姓的患者，来时高热口渴，神志不清，胡言乱语，几乎不排小便，诊脉浮（轻搭皮肤即得）且洪（来去势如潮水）大（脉体宽大）。治疗时，给患者使用了大量清热药物后，不但症状不减，口渴反而更严重了。俞医生思考后猛然大悟，急忙问患者是否喜欢喝热水，患者答是。俞医生再仔细观察患者的舌头，舌体发红、没有舌苔，舌面泛着水光。脉浮洪大，发热，似大热灼伤津液之证，若是热病应当喜饮冷水，而患者却喜喝热水，那就不能再用清热药物来治疗，而应当按膀胱蓄水证（指邪热入里，膀胱气化不利，水热互结所致小便不利等症）用五苓散来治疗。仅服了两剂，患者热退，口渴减轻，小便顺畅。茯苓，便是五苓散中甘淡利水，健脾渗湿的主要药物之一，助膀胱通利小便。

名医仝小林院士有一个能够健脾祛湿（使脾胃功能强健，以运化体内的水液）治疗脾虚湿盛之虚胖的精简小方。该方只有三味中药，即茯苓、山药和薏苡仁。我们可以在该方基础上加入粳米，将其变成一个可以日常服食的药膳：提前将薏苡仁和粳米用水泡上一夜，将去皮切块的山药放入锅中，加入泡好的薏苡仁和粳米，倒入适量的水煮至半熟后，撒入打磨成粉的茯苓，再转小火将其煮熟，空腹食用即可健脾祛湿。

3. 甘 草

甘草主产于东北、华北及陕西、甘肃、青海、新疆、山东等地区。药用部位为根和根茎,外皮红褐色,内芯棕黄色。甘草,药如其名,是一种味道甘甜的草药,也是应用最广泛的中药之一,被称为"国老"。因其味甘,而中医学认为甘能缓能和,就像"和事佬"一样温和,能调和诸药,因此甘草被广泛应用在方剂配伍中,并且其甘甜的味道也能起到矫味的作用。甘草具有补脾益气,清热解毒,祛痰止咳,缓急止痛,调和诸药等功效。

甘草之名的由来还有个传说:从前,在一个偏远的山村里,有位郎中总是很热心地为人治病。有一天,郎中外出未归,家里却来了许多求医的人。郎中妻子一看这么多人急等着,便暗自琢磨:丈夫替人看病,不就是那些草药嘛,我也经常看他诊病拿药,何不包点草药把这些求医的人打发了呢?她忽然想起园中有一大堆草棍,口感甘甜怡口。于是,她就把这些小棍子切成小片,用纸包好,一包一包地发给了那些患者。过了些日子,几位病愈的人特地登门来答谢郎中,说吃了他留下的药,病就好了。郎中一听就愣住了,而他的妻子却心中有数,赶忙把他拉到一边,小声解释了一番,他才恍然大悟。郎中又急忙询问那几个人的病情,方知他们分别患了咽喉疼痛、中毒肿胀之病。此后,郎中在治疗咽喉肿痛和中毒肿胀时,均使用这种"干草"。由于该草药味道甘甜,郎中便把它称作"甘草",并一直沿用至今。

甘草还有一个雅称:"国老",据说是我国南朝齐梁时期的著名医药学家陶弘景最先提出来的。在梁武帝年间,陶弘景隐居句曲山(即茅山),研究老庄哲学和葛洪的神仙道学。梁武帝多次礼聘,他却坚持隐居,而朝廷每遇大事就要向他咨询,时人称为"山中宰相"。一日,梁武帝侍从又到句曲山,请陶弘景火速面君，不得有误。陶弘景知事情急，迅速进京。原来，梁武帝连日来不思饮食，上吐下泻，众御医会诊无效。梁武帝便想到了陶弘景，他深知陶弘景不仅是道学思想家，对历史、地理也有研究，尤其是在医学方面造诣更为精深。

陶弘景见梁武帝荣卫气虚，脏腑怯弱，心腹胀满，肠鸣泄泻，便处方："国老（炙）、人参（去芦）、茯苓（去皮）、白术各等份，研为细末，每服 2 钱，水煎服。"众御医见之，不解"国老"为何物。陶弘景笑曰："国老者，甘草之美称也。甘草调和众药，使之不争，堪称国老矣。"众御医点头叫好。梁武帝经陶弘景诊治，身体日渐康复。

《药性歌括四百味》记载："甘草甘温，调和诸药，炙则温中，生则泻火。"短短十六字，很好地概括了甘草的功效。甘草味甘价廉，能调和诸药，故很多方剂中都有甘草。以甘草为名的中成药复方甘草片，也是我们熟知的止咳效果特别好的成药。

4. 当 归

当归是众所周知的妇科良药，主产甘肃东南部，以岷县产量多，品质上乘。李时珍说："古人娶妻为嗣续（承续后代）也，当归调血为女人要药，有思夫之意。故有当归之名。"这个说法与唐诗"胡麻好种无人种，正是归时不见归"之旨相同。当归之名来源于"当归而不归"的说法，且与女性的疾病相关。

古时候，有一对夫妻，男名贵生，女名桃花。两人感情很好，但结婚 5 年，桃花一直未育，且身体日渐消瘦。于是，贵生决定上山挖药给桃花补身。因山高路险，猛兽出没，贵生怕遇难不归，耽误了桃花的青春，就说："你等我 3 年，若到那时我还不归，你改嫁就是了。"桃花等了3年，不见贵生踪影，因生活无着，于是就改嫁了。不料，在她改嫁的第2天，贵生竟遍体鳞伤、衣衫褴褛地回来了。两人相见，泣不成声，一个恨当初不该有言在先，一个怨自己何不再多等2天。贵生把采到的补药含泪交给桃花，便离去了。桃花吃了补药后，身体开始好转，第2年就生了个胖娃娃。因此，桃花更加想念贵生，时常念叨着"正当归时却不归"。后来，人们就把这种药取名为"当归"。

当然，当归的疗效不仅限于妇科，也是中医学中活血补血的要药。临床使用中，当归又可细分为三部分：归头、归身、归尾。全当归根略呈圆柱形，根上端称"归头"，主根称"归身"，支根称"归尾"，全体称"全归"。"头"止血而上行；"身"养血而中守；"尾"破血而不流；"全"活血而不走。可见，当归整体有一个功效，各个部位又分别有其独特的功用，需要医生根据不同情况进行调配使用。

《药性歌括四百味》记载的"当归甘温，生血补心，扶虚益损，逐瘀生新"就很好地概括了当归的功效。当归作为药食两用的食材，在日常生活中用于煲汤，常与黄芪配伍，作益气补血之用。

5. 栀 子

"栀子花开呀开，栀子花开呀开，像晶莹的浪花，盛开在我的心海……"这一首轻快悠扬的《栀子花开》，伴随栀子花的馨香，总能吸引大家的注意。宋代诗人杨万里曾作诗称栀子花"孤姿妍外净，幽馥暑中寒"。

那么栀子的名字到底是怎么来的呢？《本草纲目》云："卮，酒器也。卮子象之，故名。俗作栀。"栀子原名"卮子"，因花朵形状像古时青铜酒器，又是一种灌木，故从"木"，名为"栀"。栀子药用部位乃是其果实，呈黄色，是古代常用的染料，也称为黄栀子。栀子属植物，主产于我国的长江以南，资源非常丰富，以浙江、江西、湖南、福建、湖北、海南和广西壮族自治区等分布最为广泛。据《本草品汇精要》记载，道地产地主要为"临江郡（今江西丰城、樟树、新干）、江陵府（今湖北江陵）和建州（今福建建瓯）"。

作家汪曾祺曾在《人间草木》中写道"凡花大都是五瓣，栀子花却是六瓣……栀子花粗粗大大，色白，近蒂处微绿，极香，栀子花粗粗大大，又香得撑都撑不开，于是为文雅人不取，以为品格不高。栀子花说：'去你的，我就是要这样香，香得痛痛快快，你们管得着吗！'"别看作者笔下的栀子花是这样自在痛快的性格，仿佛一个"火气不小"的少年，其实，这"心直口快"的花朵结出的果实味苦性寒，可是清热除烦的个中好手。

《药性歌括四百味》记载："栀子性寒，解郁除烦，吐衄胃痛，火降小便。"《神农本草经》载"主五内邪气，胃中热气，面赤，酒疱齄鼻，白癞，赤癞，疮疡。"这些记载均说明了栀子苦寒之性可清除心火郁热所致的心烦，火热内盛所致的疮疡肿痛，还可以清热通淋，令热邪从小便排出。不同的制品使得栀子拥有不同的功效偏重：生栀子苦寒较甚，可清三焦实火；炒栀子苦寒略减，可除易伤脾胃之弊；焦栀子可清三焦郁热，更益脾胃虚弱的患者使用；栀子炭善于凉血止血，多用于吐、咯、咳、衄、尿血及崩漏下血等血热出血疾病。

除了作为药材出现在各种方剂中，栀子（花）在日常生活中也有不少妙用。若经常鼻出血，可用栀子花和槐树花各10克，水煎15分钟，代茶饮用。夏天暑热袭人时，也可以用金银花、栀子、山楂各15克与甘草5克水煎，放凉后代茶饮，以防中暑。可谓是小小花与实，学用烦恼少。不过，栀子在民间曾以其苦寒作为避孕使用，特殊人群还得多问问大夫才能用哦。

6.桔　梗

　　第一次看到"桔梗"这个名字时，或许不少人都会有这样的猜想——桔梗是不是桔（橘）子的梗呢？其实不然。桔（橘）子和桔梗虽然同在双子叶植物"大家庭"，但它们一个是芸香科柑橘属，另一个是桔梗科桔梗属，并不算是"实在亲戚"。桔梗虽然没有桔（橘）子那样酸甜可口的果实，但也有自己的专长。

　　桔梗花，因为外形可爱别致，又叫包袱花、铃铛花、僧帽花，花朵多呈蓝、紫或白色，7—9月开花，可作观赏，而它的根便是"肺病恶寒望劝酬，桔梗作汤良可沃"（《春雪监中即事二首一》宋代晁补之）中的药材桔梗了。桔梗全国大部分地区均有出产，以东北、华北产量较大，称"北桔梗"，华东地区质量较好，称"南桔梗"。

　　桔梗因何得名？《本草纲目》载"此草之根结实而梗直"，说这是因为桔梗的根又直又结实不易折断。《本草名考》记载："桔梗……以干燥根入药。其根上端膨大，向下渐细，呈长纺锤形，古人认为此根形状如桔，因名桔梗。"两种说法都从桔梗的外形出发，有理有据。民间关于桔梗名称也有个有趣的传说。

　　古代南方中原某地，有个村庄叫商家村，家家户户都以种田为生，有一年全村人都得了一种肺热病，人人胸闷腹胀，咳嗽不止，痰壅不畅，浑身无力，不能下田耕作，多方求医不见好转。该村有个女子名为商凤，对此十分焦心，为救村民她独自进山寻药，奈何遍寻不到，精疲力竭之际，无奈焦急的她对天下跪，求神明保佑村民平安，忽一白发老头出现，送她一把草籽说：你把这些草籽散在地里，第2天便会破土出芽，第3天便会长药开花，挖出它的根煎汤，给村里患病的人喝，便可祛除病邪。女子忙谢过老人，依言将根煮水，让村民喝下，果然不出几次村民皆愈。

全村的人为感谢商凤的恩德，就叫此草为"接根"，意思是商凤接来药根，挽救了全村人的性命，后来由于谐音的关系，大家将"接根"叫成了"桔梗"，延续至今。

《药性歌括四百味》载："桔梗味苦，疗咽肿痛，载药上升，开胸利壅。"正是说桔梗可以治疗咽喉肿痛，像舟楫一样承载药力上行，还可以如故事中那样治疗胸闷痰壅，令气息通畅，排痰外出。

除了作为药材出现，桔梗也可以作为一种食品。在中国东北地区桔梗常被腌制为咸菜，而在朝鲜半岛常被用来制作泡菜，除此之外，凉拌桔梗和桔梗冬瓜汤等都不失为药膳佳品。但使用时需要注意，桔梗对胃黏膜有一定刺激性，胃及十二指肠溃疡患者应慎用。

7. 紫　苏

紫苏主产于江苏、浙江、河北，它的茎（紫苏梗）、叶（紫苏叶）和果实（紫苏子）均可入药。药用的紫苏叶上表面是绿色的，下表面是紫色的或者两面都是紫色的，而紫苏茎入药呈紫棕色或暗紫色。

紫苏气味清香，除药用外，还常用作佐料和香料，如紫苏焖鸭、紫苏炒牛肉等。现代研究表明，紫苏有促进消化液分泌，增进胃肠蠕动的作用，也就是说食用紫苏可以解腻，增加食欲。在我国南方，烹饪鱼鲜时，常放入几片紫苏叶同煮，去腥提香，色香味俱全。在韩国，人们一般用紫苏叶包裹各种肉类、鱼类，再一口吞下，也有紫苏泡菜和酱菜。在日本，紫苏常常用作垫生鱼片的装饰物，还可以和梅子一起制成零食"紫苏梅"。

相传东汉末年的某一天，名医华佗在一家客栈里巧遇一群青年正在比赛吃螃蟹，吃空的蟹壳堆了一大堆。华佗上前劝他们螃蟹吃多了会闹肚子，还可能有生命危险。但这群青年不听他的劝告，仍大吃不止。半夜里，吃螃蟹的几位青年大喊肚子痛，甚至痛得在地上打滚。当时还没有治疗这种病的良药，华佗就尝试着给他们用了一种紫色的叶子解鱼蟹毒。过了一会儿，那几个青年的肚子果然不痛了。当时这种紫色草药还没有名字，华佗发现患者吃了它之后会感到舒服，称其为紫舒，意思是服后能使腹中舒服。因"舒"与"苏"音相近，后人就把它称为"紫苏"。

解鱼蟹毒只是紫苏的功效之一。《药性歌括四百味》中概括的很全面，"紫苏叶辛，风寒发表，梗下诸气，消除胀满"，即紫苏药性为辛，主要用于解表散寒，并且味辛能行，故能行气和胃，治疗风寒感冒，腹胀呕吐等。如著名方剂香苏散，由香附、紫苏叶、陈皮、甘草组成，就充分发挥了紫苏的功效，可以治疗风寒感冒兼有脾胃气滞，食欲不振等。

紫苏梗"下诸气"，所以主要用来理气和胃，安胎气，可以治疗腹胀呕吐，胎动不安。需要注意的是，紫苏发挥药效依靠的是其所含的挥发油成分，因此煎煮的时间不宜长，以防挥发油受热挥发的过多，影响药效。

8. 葛　根

"葛之覃兮，施于中谷，维叶萋萋。黄鸟于飞，集于灌木，其鸣喈喈。葛之覃兮，施于中谷，维叶莫莫。是刈是濩，为絺为绤，服之无斁。"《诗经》中提到是"葛之覃兮"即葛藤，是我国历史悠久的民族植物之一，早在尧、舜、禹时期，人们就开始利用葛藤制麻织布。除此之外，葛藤入药的历史同样源远流长，因入药部分主要是它的根，故名为葛根，别名葛藤、粉葛、干葛、葛麻藤，生于山坡、草丛、路旁及疏林中较阴湿的地方，我国各地均有分布。

我国最早的医学专著《神农本草经》将葛根列为中品；在汉代时，解表名方"葛根汤"被医圣张仲景收录在《伤寒论》中；而到了明代，著名的医药学家李时珍对葛藤进行了系统的研究后，发现葛藤的茎、叶、花、果、根均可入药。俗话说："北有人参，南有葛根。"现代医学研究表明，葛根中富含葛根素、大豆黄酮苷、蛋白质、氨基酸等营养成分，还有丰富的钙、铁、铜等矿物质，不仅药用价值突出，而且有营养保健的功效。葛根是药食同源植物，新鲜的葛根可以煲汤或炒菜，葛根粉可用沸水冲泡或用锅煮成葛粉糊。

《药性歌括四百味》记载："葛根味甘，祛风发散，温疟往来，止渴解酒。"葛根味甘、性凉，长于解肌退热、生津透疹、升阳止泻、解酒毒，临床上多用于外感发热头痛、项背强痛、热病口渴、麻疹透发不畅、糖尿病、脾虚泄泻、醉酒、心绞痛等。《本草正》中有"其性凉，易于动呕，胃寒者所当慎用"的描述，因葛根性凉，故脾胃虚寒的人不宜过多服用。

9. 薄 荷

薄荷主产于我国的华东、东北等地，其分布地域广，且生态适应能力强。薄荷是传统药食同源植物，既能清热解毒、消炎镇痛，是不用花钱便可治病的"万能草"；又是佐餐或茶饮的好食材，常用于泡茶、配酒、酿蜜等，具有清新怡神、清凉泻火、清咽利喉的作用。宋代状元彭汝砺曾生动描述了薄荷的药食功效："神农取辛苦，病客爱清新；寂淡花无色，虚凉药有神；烦心侵冰雪，眩目失埃尘；自是芝兰臭，非同草木春。"

《药性歌括四百味》记载："薄荷味辛，最清头目，祛风散热，骨蒸宜服。"李时珍在《本草纲目》提到"薄荷入手太阴、足厥阴，辛能发散，凉能清利，专于消风散热，故头痛头风眼目咽喉口齿诸病，小儿惊热及瘰疬疮疥，为要药"，说明薄荷是治疗肺经（与呼吸系统相关）、肝经（与疏解情志相关）及火热风邪疾病的要药，可用于治疗风热感冒所致的咽喉肿痛、头痛、咳嗽、咳吐黄痰、鼻塞流黄涕、大便偏干、风疹瘙痒，及肝郁气滞导致的胸闷、胁痛等症状。薄荷清凉的香气还具有缓解紧张情绪、助眠的作用。因薄荷性凉辛散，易发汗耗气，故体虚多汗者不宜食用，处于经期、孕期及脾胃虚寒、容易腹泻的人慎用。

中医学认为夏日喝一些花草茶可开胃降火，薄荷作茶饮时，开水冲泡即可激发其药性，不宜久煮，以免使香气即薄荷中所含的挥发油散失；具有防治口舌生疮、头痛、风热感冒的作用。将薄荷煎水、捣汁或蒸取薄荷油，可止痒、止头痛，且有醒目作用，儿时常看长辈们头痛时摘取几片薄荷叶，揉搓后贴于额头或太阳穴，效果立现。

薄荷在世界其他地方使用的历史也同样悠久。西方文化认为薄荷有双重花语，"愿与你再次相逢"和"有德之人"。古希腊神话中一段关于薄荷的爱情悲剧，冥王哈迪斯对美丽动人的精灵曼茜一见钟情，迷恋追求，因而惹得冥王的妻子佩瑟芬妮对此感到极为嫉妒和气愤，为了使丈夫忘记他的小情人并惩罚曼茜，狠心的佩瑟芬妮施法将曼茜化为一株路边小草，不仅毫不起眼，还任人随意踩踏。尽管曼茜变成了卑微的小草，她的内心却依旧强大，她的美仍无法被抹去，这些都表现在成为小草的她身上拥有一股清凉怡人、沁人心脾的独特芬芳，而且这种香气越是被摧残踩踏就越是浓烈，越是吸引人，这种让人愉悦的小草就是薄荷。

10. 白 芷

《药性歌括四百味》记载："白芷辛温，阳明头痛，风热瘙痒，排脓通用。"说明白芷在临床上辛温可引经阳明的特点。如今，许多中医医生在辨证准确的情况下，常加白芷，往往能起到不错的镇痛效果。白芷作为常用的烹调香料，在肉食中可以去腥增香，许多家庭的厨房都能见到它。但是，很少有人知道单用一味白芷就可以成方治病。宋代王璆在《是斋百一选方》中收录了一张方子，将白芷切块，炼蜜为丸，名为都梁丸，用以治疗妇人伤风寒。

传说宋代南方一富商的掌上明珠患有痛经，每次发作的时候腹痛剧烈，甚至会昏迷过去。在当地找了好多大夫看病，可是疗效甚微，病情迁延不愈，疼痛难忍，虽仅一人为病，全家却同样痛苦。

为了治好千金的病痛，富商就带着女儿日夜兼程赶赴京城看病，希望可以治好女儿的病。在赶至汴梁的时候，女儿刚好经期，腹痛难忍，难以赶路，一时间一行人马不知道如何是好。这时有个采药的老翁听到女儿的动静，前来询问情况之后，从背篓里拿出一支白芷相赠，嘱咐用沸水洗净，煎药服之，可以缓解病痛。富翁虽半信半疑，但眼看女儿痛苦异常，又没有其他办法，只好先用老翁的方法救治。

一煎服而痛缓，二煎服而痛止，又服数煎后，来月行经，安然无恙。富翁喜出望外，四处寻得采药老翁以重金酬谢。

后有人把白芷用沸水泡洗四、五遍，再等干后研末，炼蜜为丸，丸如弹子大。因在京都汴梁觅得，故取都梁为名，唤作都梁丸。在后世的进一步发展中，都梁丸被用于治疗各种痛症。明代李时珍《本草纲目》中也记载"此方治头风眩晕，女人胎前产后伤风头痛，血风头痛，皆效"。

现代临床上将川芎与白芷合用，也就是白芷川芎茶，在都梁丸本身止痛的基础上，又加了活血的川芎，活血加行气，祛风止痛，对于感冒头痛，鼻塞流涕，头胀痛或刺痛，或者遇风加重的头痛，治疗效果显著。

11. 陈　皮

俗话说得好，广东有三宝"陈皮、老姜、禾秆草"，第一就是陈皮。陈皮的来源有两种，一种是橘子的果皮，一种是广东新会柑的果皮，用新会柑制成的陈皮称为广陈皮，也就是常说的新会陈皮。新会陈皮是广东省江门市新会区的特产，制作时果皮一律开成三瓣。药用的陈皮以色鲜艳、香气浓者为佳。

以橘皮制成的并不都是陈皮，陈皮源自已成熟果实的干燥果皮。与之相对应的是中药青皮，青皮是未成熟果实的干燥果皮制成，一般剖成四瓣，习称"四花青皮"。青皮以外皮黑绿色、内面黄白色、香气浓者为佳。

新鲜橘皮虽然与陈皮只差一道工序，但二者所含的成分和作用大不相同。鲜橘皮含挥发油较多，而陈化后挥发油含量大为减少，黄酮类化合物含量会相对增加，此时，药用价值才能体现出来。用鲜橘皮泡水会因为挥发油具有刺激性而损伤肠胃，另外，水果橘皮表面可能有农药和保鲜剂污染，用其泡水可能对健康产生不良影响。

陈皮药食同源，具有独特的香气和风味，广东人很早之前就将其用于粤菜中，以去腥提鲜，增加滋味等。常见的陈皮美食有陈皮老姜禾秆肉、陈皮鸭、陈皮骨、陈皮老鸭汤、陈皮红（绿）豆沙、陈皮粥等。《舌尖上的中国》第六集中提到了陈皮鸭的做法：先用各种调味料把鸭子腌制10小时后过油略炸，炸好的鸭子加入陈皮，再进一步调味，最后回锅蒸2小时即可，此时陈皮已经完全消融在菜中，并赋予这道菜原本没有的苦香。

比起陈皮鸭，陈皮红（绿）豆沙和陈皮粥的制作就简单多了。自己在家做红（绿）豆沙往往是先把红（绿）豆清洗干净，用水浸泡20分钟左右，买来的陈皮也要先泡软，刮去瓤和杂质后再加适量水煲煮至沸腾，接着加入红（绿）豆煮10分钟，再改用慢火煲至豆子"溶化"，豆壳浮起撇去，最后根据个人口味加入片糖和冰糖即可。陈皮粥也是一道简单实用的药膳，只需要在煮粥时加入洗净切丝的陈皮或是陈皮粉即可，还可以根据需要添加其他中药，如山药、黄芪、马蹄等。

陈皮至少要陈化3年才能入药，保存得当，时间越陈药性就越温和、稳定。关于陈皮的功效，《药性歌括四百味》概括为"陈皮辛温，顺气宽膈，留白和胃，消痰去白"，意为陈皮性辛、苦、温，辛能行散，故能行气宽胸，苦温燥湿，故能燥湿化痰而湿去气和，脾胃自调，可以治疗痰与气结，交阻于胸导致的胸部闷痛，脾胃气滞、湿阻导致的脘腹胀满、食少吐泻，呕吐呃逆等。需要注意的是，陈皮性温，能助热，内有热者当慎用。

12. 藿　香

炎炎夏日，酷暑难耐，人们贪凉饮冷就容易出现暑湿困乏的症状，进而发展为夏季感冒。有一味中药及以此中药为主的中成药是夏季防治中暑的专用药，那就是藿香和藿香正气制剂。"藿香正气散，一天开到晚"，生动地描述了中医师常在夏天暑湿之季采用藿香正气制剂作为处方。

提到藿香，还有一个中药命名传说。相传，有户姓霍的人家，男丁常年从军在外，家里只有姑嫂二人。一年夏天，天气格外闷热潮湿，嫂子病倒了，只见她头痛发热、恶心欲吐、倦怠乏力。小姑子霍香见状判断嫂子是中暑，想到家后的山上有能治病的香味草药，便进山采药。直到天黑，小姑子霍香才提着一筐草药跌跌撞撞回到家中，嫂子连忙询问缘由，才知她在采药时不慎被毒蛇咬伤。嫂子急忙呼叫郎中，等郎中来时却为时已晚。嫂子用霍香采来的草药治好了病，为牢记她的恩情，便把这种有香味的草药称为"霍香"，并把它种植在房前屋后、地边路旁，以便随时采用，受益的人越来越多，从此"霍香"的名声也越传越广。因为是草药，久之，人们便在霍字头上加了一个"草"头，将霍香写成了"藿香"。

《本草纲目》中记载："豆叶为藿，其叶似之，而草味芳香，故曰藿香。"这不仅体现了藿香气味芳香的特点，也表明了藿香的用药部位是全草。藿香在全国各地都有分布，因其芳香健脾，也是我国传统的药食同源植物之一。藿香叶的吃法很多，可以凉拌、炒食或做汤，在煮粥时加入鲜藿香可起到健脾和胃止呕的作用；夏季常吃凉拌藿香，可预防暑湿感冒、养颜美容；藿香与荤腥食品同用可起到去腥除味保鲜的作用。藿香还可作为闻香之用，将藿香装入香囊之中有驱虫防疫的功效。《南州异物志》有云："藿香可以着衣服中，用充香草。"

《药性歌括四百味》记载："藿香辛温，能止呕吐，发散风寒，霍乱为主。"藿香具有调理脾胃、发表解暑、和中止呕的作用，主要治疗食欲不振、口中黏腻、四肢倦怠、上吐下泻、夏季感冒、中暑等病症。藿香性质较为温和，无明显的不良反应，但因其气味芳香，久用容易耗气伤阴，因此不宜长期使用。

13. 香 薷

香薷是唇形科植物海洲香薷的全草，高 0.3～0.5 米，有密集的须根，全株有特殊的香气。在我国，除新疆、青海外，各地均有分布，多生长在道路旁、荒地、山坡、林内或河岸边。

夏月酷暑，暑热多夹湿气，人们常因贪凉久坐空调居室或恣食生冷食物，伤及人体阳气，出现头重脚轻、胸闷腹痛等症，或演变为暑湿感冒、空调病等，此时，不妨煎服香薷以解暑卫阳。《药性歌括四百味》记载："香薷味辛，伤暑便涩，霍乱水肿，除烦解热。"中医学认为，香薷有发汗解表、祛暑化湿、利水消肿之功，适用于"阴暑"（指夏季因气候炎热而吹风纳凉，或饮冷无度，中气内虚，暑热与风寒之邪乘虚侵袭而致病），即出现发热恶寒、无汗、身重疼痛、神疲倦怠、腹痛吐泻、水肿、小便不利等症状者。《本草纲目》记载"香薷乃夏月解表之药，如冬月之用麻黄"，故香薷有"六月麻黄"或"夏月麻黄"之称。现代药理研究表明，香薷有发汗解热作用，并可刺激消化腺分泌及胃肠蠕动，能对肾血管产生刺激而使肾小管充血，滤过压增大，呈现利尿作用。

全草类的中药大多药食同源，香薷也不例外。《本草衍义》记载："香薷生山野，荆、湖南北二川有之，两京作圃种，暑月亦作菜蔬……叶如茵陈，花茸紫，在一边成穗，凡四五十房为一穗，如荆芥穗，别是一种香。"香薷在消暑湿、退热等食疗方面有良好的功用。夏天以香薷代茶饮用，或采摘香薷煮粥食用，不仅能预防中暑，还能改善脾胃功能，增加食欲，是提倡的时节养生方法之一。如香薷薄荷茶，水煎后代茶饮用，可用于清热除烦、清心利尿；也可自制香薷饮，将香薷、厚朴、白扁豆捣碎，放入保温杯中，以沸水冲泡，盖严温浸 1 小时，凉后代茶饮，可用于发汗祛暑、消除水肿；香薷煮粥食用可消暑化湿、利水消肿，适用于夏天内伤湿导致的水肿、小便不利等。

需要注意的是，香薷虽能祛暑，但有耗气伤阴之弊，凡气虚、阴虚、表虚多汗、大热大渴者均不适用，多适用于阴暑病症。香薷热饮易发生呕吐，习惯用法为凉饮或温服，且需在专业医师指导下使用。

14. 扁　豆

扁豆是我们餐桌上的老朋友了，但它最早并非来自我国，而是来自于印度、印度尼西亚等东南亚地区，在汉晋时期被引入我国。扁豆作为食物，营养价值很高，富含膳食纤维、蛋白质、脂肪、微量的钙、磷、铁及多种维生素等。

扁豆不仅可以吃，还可以治病。《药性歌括四百味》记载："扁豆微温，转筋吐泻，下气和中，酒毒能化。"强调扁豆对于脾胃虚弱的特殊疗效。《本草纲目》说扁豆"其性温平，得乎中和，脾之谷也……能化清降浊，故专治中宫之病"，可见扁豆对于脾胃虚弱导致的泄泻、呕吐、中暑等有很好的疗效。我们经常用到的治疗腹泻、大便不成形的中成药参苓白术散的第一味药便是扁豆。此外，扁豆还有解毒的功效，《永类钤方》中便记载扁豆解砒霜毒的方法是将扁豆研磨成粉，泡水服用。苏颂在《本草图经》里还讲到白扁豆"兼杀酒毒"，故将白扁豆煎汁饮用，可以用来治疗酗酒、醉酒引起的酒精中毒。

日常生活中，难免会有腹泻、呕吐的窘境，这时打开橱柜，触手可及的扁豆便是止泻、营养、调理脾胃三管齐下的美味药膳原料。现代研究发现，扁豆对于身体的好处还有很多，除了抗菌抗病毒、提高免疫力等广为人知的功效，甚至还有抗肿瘤的功效，古人"药食同源"的智慧在扁豆身上展示的淋漓尽致。家中常备扁豆，常食扁豆粥或是将扁豆打粉冲服作为日常药膳，可补虚健脾，食疗养生。

值得一提的是，扁豆花同样是一味中药，功效与扁豆类似，也可以清暑化湿，扁豆花熬粥对于潮湿酷热的南方人来说是必备的消暑圣品，您不妨也来试试。

15. 木　瓜

《诗经》云："投我以木瓜，报之以琼琚。匪报也，永以为好也！"关于该诗的主旨，有一种说法是春秋五霸，弱肉强食，群雄混战。当时卫狄相战，卫国大败，沿路粮道而逃，被齐桓公相救，且封地赠车马器物。卫国十分感激，欲报不能，于是歌之。从此齐卫友好，齐桓公之名也流芳于世。古人对木瓜的认识由来已久，集观赏、药用、食用三者为一体，早有国艳名花之誉。

但是需要指出的是，中药木瓜并非我们常吃的水果木瓜，切莫搞混。中药木瓜是蔷薇科植物贴梗海棠的果子，落叶灌木，只有 2 米左右，味道偏酸。而我们现在常吃的水果木瓜是舶来品，又叫"番木瓜"，属于番木瓜科番木瓜属植物，味道甜美口感佳，原产于南美洲，大约 17 世纪时才传入我国，在海南等地常见，树高可达 10 米甚至更高。

那么传统的中药木瓜都有些什么功效呢？宋代许叔微《普济

本事方》中记载了一个故事：某人因为脚气肿胀不能行走，坐船返乡的时候把肿胀的双腿架在船上的一个布袋子上面，下船时惊喜地发现双腿肿胀疼痛的情况大为减轻，船夫告诉他："宣木瓜也！"于是他回到家后用布袋子装上木瓜，将肿胀的双腿放在上面，不久病就好了。这里的脚气并非我们现在所说的足癣，古代的脚气病指的是由于维生素 B_1 缺乏以及饵食丹砂、制炼水银中毒导致的多发性神经炎，主要表现为下肢无力行走困难。而这则故事中的宣木瓜就是我们现在所说的中药木瓜，《本草纲目》中记载："木瓜处处有之，而宣城者最佳。"故有"宣木瓜"之称。

由于木瓜可以强足膝，治肿痛，《清异录》中记载一位名叫段文昌的人，用木瓜树制成脚盆，盛水洗脚以求强健脚膝养生长寿。正如《药性歌括四百味》中记载的"木瓜味酸，湿肿脚气，霍乱转筋，足膝无力"，以后给妈妈洗脚时，可以考虑加入一些木瓜在洗脚水中，以增强年迈母亲足膝的力量。

16. 酸　枣

记得在夜晚，外婆辗转难眠之后，都会服下一粒枣仁胶囊，养心安神，很快就会睡下去。于是童年的我，对酸枣仁感触颇深，这真是一味神奇的中药材。酸枣树大多为野生，虽然所生长的环境艰难但是生命力顽强，前人咏叹酸枣树云：崖生枣树半空悬，长大曾经几度艰。有韧当然无自弃，红珠点点报青山。

关于酸枣的来历，还有一个感人的故事。从前，有一个叫酸枣的女孩，她尽心竭力侍奉自己的父母，成为父母最贴心的女儿。母亲患上失眠后，她整夜侍寝，在母亲孤独时三更天起床和母亲聊天，费劲心力逗母亲开心，第二天又坚持早早起床为母亲送上可口的早餐。酸枣看到母亲被失眠折磨得整夜难以安寝，下定决心要治好母亲的失眠。酸枣遍访名医，但是母亲喝了许多药后仍不见起色。酸枣无奈之下抱着最后一丝希望动身到深山老林采药，一路上撒下的汗水和鲜血变成了一些枝条坚硬、有芒刺的小红树。酸枣一路无功而返，带着愧疚将枝条砍下回家烧柴。不料火中突然发出"噼啪"的声音，随之飘出清异的果香，原来是树枝上的小红果被火烤焦，蹦出黑红色的光皮果仁。母亲吃了这些果仁，一觉睡到了天亮，多年的失眠被治愈了。

邻居建议她保留果实高价售卖，酸枣拒绝了，并说："这是上天的恩赐，我不应该独自占有。"她主动告诉了乡亲们这个秘密，将剩余果仁分给了其他患有失眠症的村民。不出所料，其他村民服用后，失眠也痊愈了。古时候非常看重孝道，至孝之人往往能受到乡亲们的尊重，酸枣的孝敬乡亲们都看在眼里，感念女孩孝心的乡亲们集体商议，将这种果树命名为酸枣树，果仁命名为酸枣仁。

《药性歌括四百味》记载："酸枣味酸，敛汗除烦，多眠用生，不眠用炒。"这提示酸枣仁生用治疗乏力嗜睡，炒用治疗失眠，万万不可用错。目前，酸枣已经开发出了野生酸枣汁、酸枣仁膏等食品和保健品，为人们的睡眠健康保驾护航。

17. 益智仁

益智仁，是姜科植物益智的成熟果实，效如其名，确实可以益"智"。李时珍说："脾主智，此物能益脾胃故也。"益智仁药性偏温，故能补益脾胃，其含有较多烯类萜类的挥发油，能够增强人的食欲。

益智仁不仅有补益脾胃的功效，更主要的功效是收涩。曾经在一个茶馆中，有三位年过花甲的老人坐在一起聊天。姓朱的老头讲话时一不小心口水就会流出，有时挂到茶碗里，却不自觉；姓赵的老头患有漏尿症，一不小心便会尿在裤裆里，真是很尴尬；姓方的老头还好，只是有晨泄之疾，每天早上起来都会腹泻。三位老人各自诉说自己的苦楚。

大约 3 个月后，朱老头的流涎病好了，讲话时不仅不流口水，精神也好很多，另外两位便好奇，问他用了什么方法。只听朱老头说，自己儿子贪玩，上山采了一大篮果子，里边有棕红色的果仁，放在锅里炒炒就吃。朱老头好奇，也来尝尝，只觉这果仁又凉又辣，后来连续吃了 1 个多月，非但不流口水了，连记忆力都觉得比以前好。但问到这是什么果子的时候，朱老头竟答不上来。

次日，朱老头将这果仁拿来给另外二位看，他们都不知道这是什么果仁。赵老头能识文断字，摸摸头，想了想说："既然这果仁能增强记忆，不如叫它益智果吧。"果内的核仁自然叫益智仁。后来，赵老头和方老头也吃了这益智仁，漏尿和晨泄也都好了。

《药性歌括四百味》中记载："益智辛温，安神益气，遗尿遗精，呕逆皆治。"此药的特点是具有收涩的功效，能够治遗尿、止腹泻、治崩漏、止遗精、收唾液等。缩泉丸，顾名思义，就是治疗小便淋漓不尽的丸药，此药方中有一味重要的收涩之药，便是益智。对益智仁进行盐炒后，由于咸味入肾，故可使益智仁的效力更好地入肾经以治膀胱不利、小便淋沥等。

如果小孩经常流口水或年迈的老人不知不觉流口水，有时流到胡子上、衣服上也没有感觉就可以给他们服用此药。将益智仁低温消毒烘干研细后，拌着糖，给小孩服用，其量约为 1 岁 0.5克，2 岁 1 克，3 岁 1.5 克，每天 2 次，饭前饭后均可。老年人流涎，临睡前煎汤服，每次 10 克，一般 7～10 天即愈。

益智仁性味辛温，本身就可以温补肾阳。中医学认为，脑为髓海，与肾的关系密切，补肾即是补脑，加上其有安神益气的功效，故可以改善疲劳导致的记忆力下降，从这个层面而言，益智仁确实有益于增强智力。

益智仁是一种常见的药食同源食物，如茯苓益智仁粥。将糯米粥煮好后，把茯苓和益智仁药粉放入锅中，继续煮至与粥相融即可。这款温补脾肾的粥，适用于脾肾阳虚，特别是有尿频、遗尿，或消化不良、腹部冷痛、腹泻的老年人。但是脾胃有积热的人不宜多食。

18. 小茴香

小茴香，伞形科植物茴香的干燥成熟果实。《药性歌括四百味》记载："小茴性温，能除疝气，腹痛腰疼，调中暖胃。"小茴香散寒，理气止痛，为治疗寒疝腹痛的常用药，可配伍山楂等温中散寒止痛，也可配伍肉桂、吴茱萸治疗脘腹冷痛。

小茴香是各家厨房中常备的调味品，能开胃进食，可用于胃寒、呕吐、食欲减退等症。关于小茴香，历史上曾有一个有趣的小故事。清代末年，俄罗斯富商米哈伊洛夫乘船游览杭州西湖，忽然疝气发作，疼痛难忍。船夫向他推荐一位老中医，老中医将小茴香一两研末，用二两绍兴黄酒送服。很快，米哈伊洛夫的疝病奇迹般地减轻。得知自己的疼痛是被小茴香治好，米哈伊洛夫大呼神奇，此事一时被传为佳话。小茴香味辛、性温，归肝、肾、脾、胃经，具有散寒止痛、理气和胃的功效。

现代人伏案时间长，很多人都被颈椎不适困扰，这里给大家推荐一个用小茴香缓解颈椎不适的方法：茴香籽 50 克，生盐炒热之后，放入小布袋，趁热敷在颈部，每天 2 次，每次 30 分钟左右。坚持 1 周左右，可明显缓解颈椎不适。另外，小茴香中的茴香醇、茴香醚等挥发油物质，有一定的镇静作用，可以助眠安神。睡觉时，将小茴香缝入布袋放在枕边，可缓解失眠，提升睡眠质量。

再介绍小茴香的两个食疗小方。①小茴香6克，加水500毫升、红糖适量，共同煎煮，沸后放温，代茶饮用，可缓解妇女痛经、促进消化、消除肠胀气，治疗口臭等。②将一猪肚洗净，30克炒小茴香用纱布包好，放入砂锅内加水同煮，放少量食盐调味，以猪肚熟烂为度，分若干次食用及喝汤，可以补益肝肾、健脾理气和中，治疗消化性溃疡。不过应注意阴虚火旺者禁服小茴香；若小肠、膀胱及胃腑之证属于热者，用小茴香可能会加重病情；癫痫患者或怀孕早期禁止食用小茴香；儿童慎用。

19. 干 姜

全国各地均产干姜，以四川犍（qián）为县为佳。它的根茎部位不仅可以入药，也是家家户户常备的一道佐料。值得一提的是干姜与鲜生姜有所不同。鲜生姜洗净泥土后，通常需要暴晒或低温烘烤若干日才能得到干姜。经过这样的加工，使得干姜香气更加浓郁，质地坚实，颜色白净，因此又称作"白姜"。

干姜气味芳香带辣，余韵悠长，深得湘菜、川菜青睐。无论是佐餐拌炒还是磨粉调味，都能令人食欲大增，畅快淋漓。在北方的冬夜里，人们常常往沸腾的火锅内放入几片干姜，用来驱散身上的寒气。老人们还会教小孩子用干姜擦拭手上的冻疮。可见，大众早把干姜当作生活的必备品。

干姜与药膳的联系最早可以追溯到商朝。相传，中药方剂的发明者伊尹是一位远近闻名的厨师。他因为高超的才能被商汤王欣赏，被任命为贴身的顾问参谋，辅助商汤王讨伐夏朝。商汤王的军队势如破竹，接连取得战果。但是，当军队渡过洛河之时，天气突然发生剧变。当时狂风大作，阴云密布，气温骤然下降。渡河的军队士兵猝不及防，一时间纷纷淋雨，患上了严重的风寒感冒，几乎丧失了全部的战斗力。

商汤王忧心忡忡，眼看夏朝军队准备集结反攻，而己方士兵无精打采，无力支撑，只好请教于伊尹。伊尹接受命令，来到军队驻扎营地视察病情。只见到士兵三三两两都流涕、鼻塞、头痛不止，抱怨天气太冷，身上的衣服不够保暖。患病严重的士兵还呕吐食物、腹痛频频，一天连续五六次窜稀水便，以至于精神萎靡，连说话的力气也没有。伊尹看到士兵们患病情况，很是心痛。他运用自己做厨师的经验，命人打开仓库，将储备的干姜拿出，切成薄片，放到白米粥里，嘱咐士兵们趁热大口喝下。结果神奇的事情发生了，士兵们喝完辛辣的白粥后，身上纷纷冒汗，一股温暖之气从腹部透散而出。不仅鼻塞、流涕、头痛的感冒症状得到缓解，呕吐、腹痛、拉肚子的情况也一起消失了。军队士兵们又变得精神饱满，生龙活虎，顺利打败了夏朝军队。

伊尹将干姜用于治疗风寒外邪侵入人体导致的感冒、消化道症状，有一举两得的效果。《药性歌括四百味》中记载："干姜味辛，表解风寒，炮苦逐冷，虚寒尤堪。"与生姜相比较而言，晾晒后的干姜辛辣之味更重，温散之力更强，不仅可以治疗风寒伤及体表的疾病，也可以深入脏腑，温暖脾胃，助其消化功能。

干姜除了能振奋脾胃以外，对于慢性咳喘疾患伴有白痰者，也具有较好的治疗效果。古今医家都观察到，对于一些急性危重病导致的休克而言，使用大量干姜能有效帮助心肺复苏，上升基础体温，因此干姜还具有"回阳通脉"的功效。需要注意的是，干姜虽然作为调味品没有严格的用法用量，但是从中医药理论来看需要根据情况服用。正如民间谚语常说的"早上吃姜，赛过参汤，晚上吃姜，如同砒霜"，充分反映了干姜的两面性。干姜性热，对于外感风寒或素体虚冷，手脚不温的人来说，是一味良药；但是对于身体蕴热，易上火便秘，牙龈出血的人来说，是一味毒药。由于干姜辛热窜动，可能伤及胎儿，因此孕妇需要慎重使用。

只要掌握好干姜的特性，爱下厨房的我们也能成为一个小小的郎中了。

20. 丁 香

丁香，因花筒细长如钉且香气宜人而得名。丁香的花蕾形似古人衣服上的扣结，不容易打开，即使花儿是盛放的状态，花结也不是完全打开的，故又称为"百结花"，古代文人墨客常用丁香结来形容郁结不舒的愁情和相思。丁香又称鸡舌香、丁子香、支解香，当丁香花蕾由绿转红时采摘、晒干，在我国广东、海南等地均有种植。丁香在我国是传统香料。曹植曾在《妾薄命行·其二》中写道"御巾裹粉君傍，中有霍纳都梁，鸡舌五味杂香"，其中"五味杂香"指的是中式烹饪中的八角、桂皮、丁香、花椒、砂仁，合称"五香"。我国历史上能入药的香料有不少，作为食用香料的更是数不胜数，但既能作为熏香又能入药，还能食用的药材，数丁香最为出名。

在古代，丁香曾为治疗口臭立下过汗马功劳。相传，唐代著名的宫廷诗人宋之问在武则天掌权时担任文学侍从，他仪表堂堂又满腹诗文，本应受到武则天的重用，但事与愿违，武则天一直对他避而远之。他百思不得其解，于是写了一首诗呈给武则天以期得到重视。谁知武则天读后对一近臣说："宋卿各方面皆可，但不知道自己有口臭的毛病。"宋之问听闻羞愧无比，此后人们经常看见他口含丁香以解其臭，由此，有人趣称丁香为"古代的口香糖"。宋代沈括《梦溪笔谈》中解释的更为清楚："三省故事郎官口含鸡舌香，欲奏其事，对答其气芬芳。此正谓丁香治口气（口臭），至今方书为然。"到明清之后，口含丁香避口气、增芳香，已成为朝臣和士大夫们的日常之事，文人雅士也将丁香赠友作为一件雅趣，古人含于口中用于护理口腔的一般是丁香的成熟果实，也称母丁香。丁香有公、母丁香之分，人们常把未开放的花蕾称为"公丁香"，而把成熟的果实称为"母丁香"，其用法与用量基本相同。

丁香入药历史悠久，在长沙马王堆汉墓发现的西汉古尸手中就握有丁香。《药性歌括四百味》记载："丁香辛热，能除寒呕，心腹疼痛，温胃可晓。"丁香味辛、性温，归入脾胃经，具有温中降逆、散寒止痛、补肾助阳的功效，是治疗虚寒呕逆、食少吐泻、心腹冷痛、牙痛、肾虚阳痿等病症的要药。此外,《本草纲目》写到"丁香杀酒毒"，其浓郁的香气拂面而过可利于醒酒。丁香既有上述的药用功效，也有未病先防的食疗养生作用，如将丁香置于养生壶中水煎取汁，代茶饮，具有健脾养胃的作用。

21. 砂 仁

砂仁是阳春砂、绿壳砂和海南砂的卵圆形干燥果实，是"四大南药"之一，主要分布在亚热带、热带地区，我国的广东、海南也有分布。本药别名缩砂仁，平常在古书里面提到的缩砂仁，其实指的就是砂仁。

由于砂仁具有浓烈的香味同时带有一点辛辣，东西方都常用其作调味品，如我们平时经常吃的咖喱的重要原材料之一就是砂仁，而在斯堪的纳维亚半岛一般将其用于面食的调味。

《药性歌括四百味》记载："砂仁性温，养胃进食，止痛安胎，行气破滞。"精简地概括了中药砂仁的功效。

临床上砂仁常用于寒性的脾胃病，如含砂仁的中成药香砂养胃丸，参苓白术丸、肠胃宁等可缓解脾胃病症状。吃点凉的容易出现腹泻、胃胀的患者比较适合用砂仁。人体内的寒湿会损伤脾胃的功能，导致我们吃下去的东西没有办法正常从胃向下消化，进而出现胃胀、胃痛等，砂仁通过改善这些堵塞不通进而让脾胃功能正常运转，让积在脾胃的东西向下传导，破除积滞，这就是"行气破滞"。中医学有"熟地畏砂仁"的说法，指的就是使用熟地黄时可以运用砂仁来减轻其滋腻不好消化吸收的特点，而这一点也体现了砂仁对于促进胃肠功能正常运转的重要作用。此外，砂仁还有止痛安胎的效果，妊娠期经常出现的呕吐，就可以用砂仁配紫苏梗、白术缓解。

22. 肉　桂

在我国的热带以及亚热带地区，生长着一种神奇的树——肉桂树。它成材时间短，从栽培到第一次采收只需5~6年。肉桂可作香料，味偏甜辣，同时也是一味很好的中草药。《药性歌括四百味》赞叹："肉桂辛热，善通血脉，腹痛虚寒，温补可得。"这是说肉桂在治疗腹痛虚寒的时候有非常神奇的疗效，冬天喝上一碗热气腾腾的香桂生姜羊肚汤，不但可以缓解脾胃的虚寒，还可以治疗消化性溃疡。西方习惯在热可可饮料中加入肉桂粉饮用，不仅可以改善食欲不振的问题，还可以促进血液的循环。

云贵高原上流传着一个关于肉桂的美丽传说。相传在一个与世隔绝的村寨里突然发生瘟疫，寨主趁机与巫医相勾结来诈取民财。村寨里有一个叫阿桂的年轻人，勇敢而善良，平时就看不惯寨主欺压百姓。寨主也早就视他为眼中钉，但是无奈阿桂在村民中威望很高，一时不敢轻举妄动。瘟疫暴发后，阿桂眼睁睁地看着村民为巫医所惑，骗财误病，非常难过。他悄悄拜访了村里最年长的医生，医生说："阿桂啊，离这五十里外的深山里，有一味能化此种瘟疫的草药，你去采吧，拿回来，救患病的乡亲们。"

阿桂拜谢老医生后，立刻踏上了采集草药的路。正当他采到了草药准备拿回去救治自己的乡亲们时，一支毒箭刺穿了他的胸膛。原来是狠毒的寨主得知阿桂采药救乡亲，提前派自己属下跟踪并痛下杀手。阿桂并不担心自己的生命，只是担心草药无法及时送到患病的乡亲们手里，但还是倒在了回寨的路上。

村民们听说了此事悲痛万分，自发凑钱安葬了阿桂。后来在阿桂的墓边长出了一棵树木，生长迅速，树皮灰褐色，光滑无毛，有浓郁的芳香味。村民们说，这是阿桂又一次复活，继续守护着整个村寨，所以给这棵树取名为肉桂。

《神农本草经》记载，箘桂（一般认为是肉桂）"味辛，温。主治百疾，养精神，和颜色，为诸药先聘通使，久服轻身不老，面生光华，媚好常如童子"。原产于我国的肉桂不愧为华夏大地给中华民族的宝贵馈赠。

23. 薏苡仁

薏苡仁是禾本科植物薏苡的干燥成熟种仁，在我国主要分布于福建、河北、辽宁等地，薏苡一般长在比较潮湿的地方。薏苡仁不仅是一味广泛运用于临床的药物，同时也可以做成很多美食。

《药性歌括四百味》记载："薏苡味甘，专除湿痹，筋节拘挛，肺痈肺痿。"精简地概括了薏苡仁祛湿排脓的功效。在临床上，薏苡仁常用于以下症状的调理：①脾胃不适，大便不利；②肢体关节酸痛或有肿胀，痛处固定，手足沉重，活动不便，肌肤麻木；③肺部有感染、有时会咳出臭脓痰，或者多年肺病咳吐浓稠涎沫的症状。

民间对薏苡仁祛湿效果早有认识，有很多美食都会加入薏苡仁。譬如红豆薏苡仁粥、冬瓜老鸭薏米汤等。需要注意的是薏苡仁属于淡渗利湿药，性味较平和，祛湿之效较为和缓，于湿气初起之时用生薏苡仁较为适宜。薏苡仁药用以颗粒小、色暗灰为佳，多数好的药材色泽较暗，皆属正常，而色白光亮的多被硫黄熏过，选择时一定要注意。

薏苡仁还可以外用，具有美白、养颜的功效。取 30 克薏苡仁打粉，用蛋清调成糊状，敷于脸上，15 分钟后用温水洗干净就可，可有效预防和减少老年斑。

24. 肉豆蔻

"豆蔻"是文学作品中描述娉婷少女体态柔美的形容词，如杜牧《樊川文集》有"娉娉袅袅十三余，豆蔻梢头二月初"之语。宋代谢逸《蝶恋花》词的"豆蔻梢头春色浅，新试纱衣，拂袖东风软"所称"豆蔻"是一种姜科植物，也是一种重要的本草中药。以"豆蔻"命名的中药有四味，即白豆蔻、草豆蔻、红豆蔻和肉豆蔻，四药均富含挥发油，具有芳香之气。

肉豆蔻又称玉果、肉果等，是肉豆蔻属常绿乔木植物的成熟种子，其适宜生长在热带和亚热带气候区，在我国广东、云南、广西、海南等地种植，是一种药用、食用、香料和工业原料同源的经济植物，在我国的应用始载于唐代《本草拾遗》。陈藏器谓："肉豆蔻生胡国，大舶来即有，中国无之。其形圆小，皮紫紧薄，中肉辛辣。"

关于肉豆蔻的种植和售卖，在十三世纪的欧洲上演了一出出烧杀抢掠的故事。当时的欧洲，肉豆蔻不仅是香料，更是身份的象征，1 公斤肉豆蔻可以换 7 头牛，足见其价值。肉豆蔻由阿拉伯人四处收集，在君士坦丁堡（现土耳其伊斯坦布尔）进行销售，由威尼斯商人转售至欧洲各国以谋取暴利。荷兰等国为打破威尼斯商人的垄断，开始了著名的大航海时代。

肉豆蔻作为中药首载于《药性论》，在《药性歌括四百味》中有"肉蔻辛温，脾胃虚冷，冷痢不休，功可立等"的描述，即肉豆蔻性味辛温，归属于脾胃和大肠经，有温中行气（中医学将人体分为上、中、下三焦，其中脾胃为"中焦"，此处的"中"指脾胃；行气用于治疗气滞导致的胃脘或腹部的胀、闷、痛等症）、涩肠止泻的功效，用于治疗脾胃虚寒或脾肾阳虚导致的久泻、脘腹胀满、食少呕吐等症状。生肉豆蔻可直接用于炖汤，偏重于健脾消食的功效，而煨肉豆蔻（煨熟炮制后也叫煨肉果）偏重于涩肠止泻，需根据个人情况和医生的建议选用。但食用肉豆蔻剂量不能过大，过大易出现中毒、惊厥和昏迷等现象。

《圣济总录》中有"肉豆蔻散"的记载，根据此方化裁而成的肉豆蔻饼在日常生活中食用可暖脾健胃，适合秋冬季节调养腹泻、肠鸣音亢进伴腹部疼痛等病症。原料有肉豆蔻 30 克、生姜汁 250 毫升、面粉 200 克、红糖 100 克，将肉豆蔻去壳研末加入面粉、红糖，用生姜水做成薄饼，放入平底锅中烙熟即可。或可做肉豆蔻粳米粥，本药膳对腹痛绵绵、时作时止、喜温喜按、手足不温的虚寒型腹痛效果明显。

25.草 果

提起草果，大家一定不陌生，即使有朋友没有见过它，也一定尝过它的味道。我国各地在烹饪食物时都会加入草果，新疆的大盘鸡、陕西的水盆羊肉、山东的德州扒鸡、广东的萝卜牛肉煲等标志性的美食中，都因有草果的帮助才会如此美味。

草果是姜科植物草果的果实，主要产自于我国西南部地区。据推断，草果的发现过程可能是在远古时期，先民在寒潮来袭时，无意中用草果来喂养牲畜，发现草果可以让牲畜抵御寒冷，维持恒定的体温，度过漫长的冬天。自此之后，草果的食用及药用价值逐渐被人们开发了出来。中国栽培草果应有 1000 多年历史，还未作药用以前，草果主要作为香料使用。到宋代时草果首次作为药物记载于官修医书《太平惠民和剂局方》中，以治疗脾胃寒证、脾胃不和等疾病。明朝时期瘟疫横行，人们发现草果为浓烈芳香之药，能宣透辟秽，且治疗"瘴疟"早有记载，故将草果用于瘟疫的防治中。《药性歌括四百味》提到："草果味辛，消食除胀，截疟逐痰，解瘟辟瘴。"在防治 COVID-19 的战争中，中医药又一次发挥了举足轻重的作用，而在这其中，草果功不可没。在官方发布的《新型冠状病毒肺炎诊疗方案》第五、六版中，中医治疗部分给出了病情发展不同阶段的推荐用方，多个证型用药组方中都用到了草果以祛湿逐秽，疗效确切。

然而草果虽好，也不能贪食。《本草纲目》记载："草果食料必用，然过多亦能助脾热伤肺损目。"草果温燥多食容易伤及津液，阴虚血少的人应该避免使用，老迈身体虚弱的人也更当谨慎使用。

26. 高良姜

在我国广东、广西、海南、台湾、云南等省区的丘陵稀林中生长着一种多年生的草本植物，它的叶片呈线形，花片极小，看似其貌不扬，当你挖开它脚下的泥土时，却能找到一大串状似土豆般的根茎。这块根茎正是人们栽培它的主要原因，故而这种植物和它的根茎同名，被称为高良姜。

高良姜既可用于烹饪，又能入药。早在千年之前的大唐，高良姜就作为地方贡品进贡朝廷。人们在夏末秋初之际采挖生长了4~6年的高良姜根茎，除去地上茎、须根及残留鳞片，洗净，切段，晒干，便可生用。中药材高良姜，指的就是姜科植物高良姜的干燥根茎。《药性歌括四百味》记载："良姜性热，下气温中，转筋霍乱，酒食能攻。"即是说高良姜具有散寒止痛、温中止呕、和胃降逆的功效。本药可以用于胃脘寒痛、胃寒气逆、呕吐清水等病症，常用于寒性的胃痛、腹痛，即疼痛遇寒加重，得温痛减，并伴有腹泻、呕吐等。

据《新唐书地理志》记载，高良姜与酸枣仁、文蛤等都属中上品。其后，生长于地下、貌不惊人的高良姜不仅征服了大唐，还扬名于北宋。元祐五年，时疫成灾，苏轼从蜀中故人巢谷处得到了由高良姜、厚朴、半夏等数种药材组成，名为"圣散子"的一剂药方。本方成药价廉，功效惊人，"至于救急，其验特异"。凭着这剂由高良姜为君药的药方，黄州百姓"所活不可胜数"。由于这种姜原产自古高凉郡，也就是现在的广东惠州一带，百姓们便将其命名为"膏凉姜"，而后逐渐传为"高良姜"。

高良姜可以泡茶。取 100 克高良姜、200 克香附烘干后研成末，每 10 克为 1 包，加入适量红糖，装入滤纸包中，再用沸水冲泡，加盖闷 15 分钟后饮用，便是一杯温胃止痛的高良姜香附茶，适用于慢性胃炎气滞胃痛患者。高良姜也可以入膳食用，将5片干姜、4克高良姜、3克花椒洗净以白净的纱布袋盛之，与100克粳米同加清水煮沸，30分钟后取出药袋，煮制成粥，长期服食可暖胃散寒，温中止痛。高良姜虽服用方便，且尤擅散寒，但也要注意胃肠燥热、肝胃火盛的人不宜服用。

27. 山 楂

　　提到山楂大家肯定都不陌生，红彤彤的鲜山楂，一卷卷的果丹皮，抑或是"不怕冷不怕热不怕潮"的"万年牢"冰糖葫芦，都是由药果同源的"山里红"，即山楂为主要原料做成的。

　　一到秋冬时节，红艳艳亮晶晶的冰糖葫芦就格外吸引人们的目光：冬日有阳光的午后，吃一串冰凉不冻牙的糖葫芦，满口生津，酸甜开胃，好像晚饭都能再多吃两口。那么，冰糖葫芦这么"伟大"的发明究竟是怎么出现的呢？这就要从一个故事说起了。

　　相传南宋绍熙年间，宋光宗最宠爱的黄贵妃生了怪病，突然变得面黄肌瘦，不思饮食。御医用了许多贵重药品，都不见效。眼见贵妃一日日病重起来，皇帝无奈，只好张榜招医。一位江湖郎中揭榜进宫，他在为贵妃诊脉后说："只要将'棠球子'（即山楂）与红糖煎熬，每饭前吃5～10枚，半个月后病准好。"贵妃按此方服用后，果然如期病愈。后来，这种酸脆香甜的蘸糖山楂传入民间，就成为冰糖葫芦。

　　如今，上到耄耋老人下到垂髫小儿都知晓这位"色比胭脂甜如蜜，解酸消食有兼功"（清代杨静亭《都门杂咏》）的"冬日明星选手"了。而中药山楂，正是同为蔷薇科植物的山楂或山里红的果实，在秋季成熟时采收，切片干燥而制成。商品山楂称为"北山楂"；野山楂称为"南山楂"。

《药性歌括四百味》载："山楂味甘，磨消肉食，疗疝催疮，消膨健胃。"正是说山楂可以帮助消化肉食食积，治疗疝气和疮疡，消食化积健运脾胃。经过现代研究，山楂的各种功效也得到了进一步的证实。山楂所含有机酸能促进脂肪消化，并增加胃消化酶的分泌而促进消化，且对胃肠功能有一定调整作用。其提取物能扩张冠状动脉，并可强心、降血压及抗心律失常；又能降血脂、抗动脉粥样硬化、抗血小板聚集等，实在是一味养生佳品。

但过则偏，山楂也不是能闲来无事就吃一把的零食。《本草纲目》载山楂"若胃中无食积，脾虚不能运化，不思食者，多服之，则反克伐脾胃生发之气也。"正是说没有食积不宜使用山楂，并且胃酸分泌过多的人也应慎用山楂以免损伤胃肠。更需注意的是，处在换牙期的儿童也不宜多食山楂，会损伤牙齿。

28. 麦 芽

关于五谷分指哪些，有两种常见说法。一种是稻、黍、稷、麦、菽，另一种是麻、黍、稷、麦、菽。无论是哪种说法，"麦"皆在其中。禾本科植物大麦的成熟果实经发芽干燥就得到了一味中药材，即麦芽，它是一种一年生或越年生的草本，在我国各地均有栽培。

俗话说："良药苦口利于病。"麦芽性味甘平，虽不苦口却也是一味良药，其用药留下了一段趣味佳话。相传南宋高宗赵构亲生儿子早夭，只有两个养子。虽为养子，但赵构十分疼爱他们。

其中一个养子因每天养尊处优得了一种怪病，表现为厌食乏力。宫中御医开的方子总是让养子的病症反反复复、缠绵不去，赵构大为恼火。他邀请民间医术高明者入宫，一郎中将成熟大麦浸水一日，取其发的黄棕色短芽研末、蜜制成丸，让养子服用，连用七日后效果奇佳。郎中离开前对养子说此药入于脾胃经且味道甘甜，可长期服食。

《药性歌括四百味》云："麦芽甘温，能消宿食，心腹膨胀，行血散滞。"麦芽可促进淀粉性食物的消化，消除米面薯蓣引起的食滞证，若治小儿乳食停滞，单用本品煎服或研末服皆有效。麦芽、山楂、神曲炒焦，三者合称"焦三仙"，是治疗一切食滞证的常用药。此外，生麦芽有疏肝解郁之功。中国近代医学家张锡纯在《医学衷中参西录》中云："大麦芽性平，味微酸，虽为脾胃之药，而实善舒肝气（舒肝宜生用，炒用之则无效）。"生麦芽无寒热之偏，适合长期调养肝气郁滞导致的情绪郁闷、口苦、痞闷等症，《丹溪心法》有"麦芽治产后发热，乳汁不通及膨，无子当消者：麦芽二两，炒，研细末。清汤调下，作四服"的记载。炒麦芽可用于断乳、乳房胀痛等，用量宜大，约120克，哺乳期妇女不宜使用。需要注意的是，现炒的麦芽能够断乳，而陈炒的麦芽却能生乳。平时饭后，用麦芽或大麦茶煮水，可起到健脾消食、疏肝理气的作用。

29. 苏 子

平时吃海鲜时，常佐以一种紫色且有点"孜然味"的叶子，这种叶子是一款药食两用的蔬菜，也就是紫苏。2000年前，《尔雅》中便记载了紫苏，紫苏全身都是宝，其全株有很高的营养价值，叶、枝茎、种子均可入药，其中紫苏的干燥成熟果实即为苏子。魏晋《名医别录》有"苏子"入药的描述，李时珍《本草纲目》有"苏，紫苏也，处处有之，以背面皆紫者佳。夏采茎叶，秋采子"之语。苏子一般在秋季果实成熟时采收、晒干，用小火炒至有爆声，即为炒苏子，炒苏子药性和缓；或用炼蜜拌苏子，炒至不粘手，即为炙苏子，能润肺止咳。现代研究发现，苏子的主要成分包括蛋白质、不饱和脂肪酸、亚麻酸、亚油酸等。

《药性歌括四百味》记载："苏子味辛，驱痰降气，止咳定喘，更润心肺。"苏子具有降气化痰、止咳平喘、润肠通便的功效，常用于治疗咳嗽痰多、久咳痰喘、肠燥便秘等症。若老年人咳嗽痰多者、久咳痰喘，可与白芥子、莱菔子配合应用，三种种子合用寓"子以养亲"之意，《医方考》故以"三子养亲汤"命名；若肠燥便秘或老年人习惯性便秘，则可将苏子与杏仁、火麻仁等调配药膳食用。但苏子易滑肠耗气，脾虚大便稀薄、腹泻、气虚者忌用。

养生源于生活，苏子是一味药食同源的代表中药，可做粥，如苏子粥、苏子桃仁粥、苏子麻仁粥等，起到药膳养生的作用。

苏子粥

原料：苏子10克，粳米50～100克，红糖适量。

制作：苏子研末，与粳米、红糖同入砂锅，加水煮熟即可。

作用：降气消痰、润肠通便，适用于中老年人出现咳、痰、喘等症及肠燥便秘、产后津亏便秘者。

苏子桃仁粥

原料：苏子15克，桃仁6克，粳米100克。

制作：苏子、桃仁研末，与粳米同入砂锅，加水煮熟即可。

作用：活血祛瘀、润肠通便，适用于肝炎、肝硬化等伴便秘者。

30.桃 仁

桃，不仅是一种深受百姓喜欢的水果，也是我国传统习俗中的吉祥之物。桃子常出现在神话故事中，周穆王曾与西王母会晤并且被赠以蟠桃；《山海经》记载夸父逐日脱水而死，死前弃其杖化为邓林，邓林就是桃林。民间常将桃木尊称为降龙木，用于镇宅驱邪；"总把新桃换旧符"的过年习俗延传至今；桃也是《礼记》中用以祭祀神仙的五果（李、梅、杏、枣、桃）之一。

"竹外桃花三两枝，春江水暖鸭先知。"桃树不但在莺飞草长的春天以其独有的风韵与百花争艳，同时也是人类健康的好伙伴。桃树全身都是宝，桃花、桃子、桃仁、桃叶、桃胶、桃根均可入药，对于治病疗疾更是各显奇功。

桃仁是桃的成熟种子，性质平和，富含油脂，是一种用途较广的中药。《药性歌括四百味》记载："桃仁甘平，能润大肠，通经破瘀，血瘕堪尝。"中医学认为，桃仁味苦性平，具有活血祛瘀、润肠通便、止咳平喘的功效。血瘀证表现主要有疼痛（刺痛固定不移、拒按、夜间严重）、肿块、出血，对于血瘀体质、产后瘀痛、跌打损伤的患者，桃仁是必用良药。此外，桃仁还用于治疗肠结便秘、肠痈、肺痈、咳嗽气喘等症。药理实验证明，桃仁醇提取物有显著的抑制血凝作用和较弱的溶血作用；桃仁所含的苦杏仁苷可分解出极微量氢氰酸，有镇静呼吸中枢的作用。因此，一般不建议直接食用桃仁。值得注意的是，孕妇忌服，食之易引起流产，便溏者慎用；桃仁有小毒，且与使用剂量相关，其用量不可过大，过量可出现头痛、目眩、心悸。

31. 姜　黄

姜黄，是印度家庭烹饪中不可缺少的一部分。咖喱呈亮黄色就是由于使用了姜黄。姜黄不仅可以为食物增香、上色、添味，还可以入药。接下来我们便通过一个民间传说故事，来了解姜黄的功效。

从前，在广西的大明山深处住着一个年轻的猎人，他和母亲两人相依为命。一日，猎人进山打猎，不幸跌下山坡摔成重伤。由于家境清寒，无钱就医，他只好卧床在家，由年迈的母亲照料着生活起居。猎人看到母亲为了照顾自己愈加憔悴，内心苦痛不已，日子久了，竟茶饭不思。母亲见状心急如焚，一门心思只想给儿子做好吃的东西。当地有一种香料叫姜黄，由于长得像生姜，但是颜色比生姜黄，因而得名。姜黄辛香清淡，略带胡椒、麝香及甜橙与姜的混合味道，略有苦味，辛辣感。为了让儿子增加食欲，母亲便将姜黄放在菜里。而姜黄特异的香味也确实让年轻的猎人胃口大开。说来也奇怪，在吃了姜黄炒的菜后，猎人身上的伤痛竟一天天好了起来，不久便痊愈了。此后，凡是由于跌打损伤造成的伤痛，猎人都会用姜黄炒菜吃。就这样一传十，十传百，附近的人们都知道姜黄可以治疗跌打损伤，瘀肿疼痛。慢慢地，姜黄就成了一味常用的中药。

《药性歌括四百味》记载姜黄"消痈破血，心腹结痛，下气最捷"。姜黄可以消散瘀血、痈疮等，尤其善消胸肋跟背部的痛。有些老年人，年轻的时候挑重担，把肩部压坏了，现在晚上睡觉背痛的不得了，怎么办呢？用四君子汤健脾胃养肌肉，再配姜黄、小伸筋草让肌肉放松，海桐皮祛风湿，就可以有效治疗背痛。心腹部的瘀伤，用姜黄泡酒外搽可活血祛瘀。姜黄还能下气，即它能够迅速让瘀血等往下走。有些人肩周炎、肩臂疼痛或肩膀像板结的胶钳一样抬不起来，是因为患病部位周围都是风寒湿、瘀血等。在治疗的时候就可以加姜黄，散瘀去痛。

姜黄还可以入药膳，如姜黄瘦肉汤。取鲜姜黄 20 克，瘦肉 100 克，盐少许。先将姜黄洗净切成小片，备用；瘦肉洗净切成小块；两味共入锅中，加适量水，用小火炖至肉烂；以少量盐调味，食肉饮汤。本药膳可以用于经闭或产后腹痛。

32. 金银花

金银花为我国的特产，分布极广，北起辽宁，西至陕西，南达湖南，西南至云南、贵州等地。它既是美丽的观赏花木，也是重要的药用植物，素有"药铺小神仙"的美名。金银花又名忍冬、二花、双花，其名出自《本草纲目》："三四月开花，长寸许，一蒂两花二瓣，一大一小，如半边状，长蕊。花初开时，花瓣俱色白，经二三日，则色变黄，新旧参差，黄白相映，故呼金银花。""金虎胎含素，黄银瑞出云；参差随意染，深浅一香薰；雾鬓欹难整，烟鬟翠不分；无惭高士韵，赖有暗香闻。"清代诗人王夫之在诗中把金银花的名称及特点写了出来。因金银花两条花蕊探在外，状似鸳鸯对舞，亦有鸳鸯藤之称。

传说很久以前，有个村子闹瘟疫，患者不几天便死去。村里有个善良美丽的姑娘姓金，不仅心灵手巧，能做一手好针线，还能诊病配药。她看见村中老百姓被瘟疫所折磨，便利用自家的家传秘方制药，为患者送药，很快瘟疫得到了有效控制。此消息传到村里的张财主那里，他派出手下仗势抢独家秘方，金姑娘坚决不答应，一头撞死在石柱上。为报答金姑娘的救命之恩，乡亲们找了一个山清水秀的地方把她埋葬了。不久，坟上长出了许多金黄色和银白色的花朵，鲜艳秀丽，花香扑鼻，为纪念金姑娘，后人将此花定名为"金银花"。

金银花全草均可入药，具有较高的药用价值。据《植物名实图考》记载，在清代，吴中暑月以花入茶饮之，金银花可以泡茶，不但味道清香，还可以祛暑清热。《滇南本草》记载："清热，解诸疮、痈疽发背、无名肿痛，补虚疗风，久服延年。"《药性歌括四百味》云："金银花甘，疗痈无对，未成则散，已成则溃。"始创于清道光年间，拥有近 200 年历史的王老吉凉茶，就是以金银花作为原料制作的。2020 年 COVID-19 病毒肆虐之时，中医为抗击疫情制成"三方三药"，这些方药中就包含金银花。陶弘景对金银花更是推崇，写道"忍冬，煮汁酿酒饮，补虚疗风，此既长年益寿，可常采服"。清乾隆皇帝御用的宫廷秘方延寿丹里也有金银花的身影。

金银花藤用热水煮开后，外用熏洗皮肤可治疗小儿湿疹；家禽的饲料中加入一定的金银花藤叶粉也可增强抗病能力。金银花泡水有利于治疗咽喉肿痛、目赤肿痛等症。

33. 槐　花

槐花又名洋槐花，广义的洋槐花指豆科植物的花及花蕾，但一般将开放的花朵称为"槐花"，也称"槐蕊"，花蕾则称为"槐米"。

历史上曾有许多诗词佳句赞美槐花，并流传着动人的故事。"槐花十里雪山庄，万树镶银沁脾香。玉雕冰塑千簇锦，庭前落瓣点轻霜。"在这首《七绝·咏槐花》的古诗当中，诗人为我们描绘了一幅由槐花为主角的山水泼墨画，看着那连绵十里的槐花相拥含笑，闻着那沁人心脾的香味，再阴郁的心情也变得晴朗起来，谁不为这样的美景喜悦陶醉呢？唐代诗人翁承赞曾赋《题槐》诗一首："雨中妆点望中黄，句引蝉声送夕阳。忆昔当年随计吏，马蹄终日为君忙。"诗的一开始便描写出一幅雨后槐花的美景。初夏槐花开放，远远望去，一簇簇黄白相间的花朵，散发出淡淡的清香，沁人心肺。

槐花不仅有很高的观赏价值，也是不错的食材。在唐代诗人岑参眼里，看到了飘飞的槐花，突然想起了一道美味佳肴"六月槐花飞，忽思莼菜羹"。在今人看来，将槐花入菜，也能做出"槐花清蒸鱼""蒸槐花饭团""槐花丸子汤"等一桌美味。

槐花除了赏心悦目，味道清香，还是一味清热凉血的良药。曾有一个把槐花炒成炭用来止血的传说。据传，有一年夏天，安徽砀山县城一大户人家，清早就套车去接闺女前来进城看戏，太阳高照仍没见人影，于是又差管家前往看个究竟。这时，管家正攀在开满槐花的树上看戏，听到主人吩咐，赶忙从树上爬下，奔向姑娘婆家。原来姑娘鼻子出血，家人正请郎中为其诊治，熬药服用，但鼻血就是不止。郎中见管家满头满身沾满槐花，心想：槐为"鬼木"，也许此花可以治这邪症，于是吩咐家人在药中加点槐花，可姑娘服后，效果不佳。一家人叽叽喳喳相互埋怨，管家见状，急忙说："吵，吵，吵吧！吵到黑，就甭看戏了……"郎中一听："对呀！'凡血见黑则止'，槐花为何不炒焦再用呢？"当即又将槐花炒炭，给姑娘服用，果然见效。于是，管家赶快套车走人，心想说不定还能赶上看戏。这段传说证实，槐花炒炭确有止血作用。

生槐花置炒药锅内，用微火加热翻炒至表面棕黑色，花朵成形，存性，喷淋清水少许，取出，摊晾散热制成槐花炭后，鞣质含量比生槐花高4倍，能显著缩短出血时间。

槐花在花初开时采收，晒干即可入药，花未开时采收的花蕾称为"槐米"，功效同槐花。其性凉，味苦，含有芸香苷、槲皮素、三萜皂苷、槐花二醇和葡萄糖醛酸等成分，具有清热、凉血、止血的功效，适用于肠风便血、痔血、尿血、血淋、衄血、崩漏、赤白痢下、风热目赤及痈疽疮毒等症。

《药性歌括四百味》记载："槐茶味苦，痔漏肠风，大肠热痢，更杀蛔虫。"即是说槐花味道偏苦，苦降下行，善清泄大肠之火而止血，可以用于血热导致的痔疮、崩漏等疾病的下部出血；还有清热凉血的功效，可以治疗大肠有热的痢疾。此外，还能驱杀蛔虫。

34. 百　合

说到百合，大家一定都不陌生。"故乡寒食茶醿发，百合香浓邸舍深"，短短两句话，就描述了百合的馥郁芬芳。药用的百合与芬芳的百合花其实是同一种植物的不同部位，药用的百合为百合干燥的肉质鳞茎，也就是百合的地下部分，而观赏用的百合则是植株的地上部分。

关于百合名字的由来，还有着一个美丽的故事。从前，在山东的一座寺庙里，住着一位书生，平日里读书、练字、准备科举。在一个炎炎酷暑的盛夏，他在寺院的走廊下，遇到一位美丽的少女，其身着白衣，豆蔻年华，香肌玉肤，暗香盈袖，清丽绝俗。书生倾倒于少女的美貌，相邀少女共入室内，两人相谈甚欢。临别时，书生赠予白衣少女一个家传的白玉戒指，表达自己的爱慕之情。然而白衣少女走出寺门百余步便消失了。书生惊于心上人消失，却发现地上突然长出了一朵美丽的白花，馥郁芬芳，沐浴在阳光下摇曳多姿。更令人惊奇的是，书生发现这朵花的根部就像玉石一般，层层叠叠的鳞片包裹环绕，于是他带着好奇心把根部一瓣瓣打开，却发现那只白玉指环静静躺在中心。书生这才恍然大悟，原来刚刚那位美丽少女就是这朵美丽的白花所化。而为了纪念这段美丽的邂逅，书生为这朵莹白高洁，根部层层叠叠相合的花，取了一个美丽的名字，叫作百合。

在美丽的故事背后，实际上说明百合是一种药食同源的药材。在《药性歌括四百味》中记载的"百合味甘，安心定胆，止嗽消浮，痈疽可啖"，就很好地概括了百合具有的清心安神、润肺止咳功效。临床上常用的百合有两种，一种是生百合，另一种是炮制过后的百合。生百合的性味偏寒，清热力量更强，经常用它来清心除烦、宁心安神，可以用在热病后余热未清、失眠多梦、精神抑郁、神情恍惚等。炙百合的药性平和，用来润肺止咳。除此之外，百合有很好的润燥功效，可以治疗肺燥、肺热咳嗽；还有一定抗癌作用，可以提高免疫力、降低血压。平时在生活中，可以用百合熬百合绿豆粥，清心润肺，安神助眠，是为养颜之佳品。

35. 杏 仁

说起杏仁，估计大家都不陌生，如杏仁百合梨粥、杏仁菠菜、杏仁甜酥等，各位可能都吃过，是不是口感爽利，味道醇香呢？这样一种经常在美味佳肴中出现的食物，竟然也是种实力派中药。下面，我们就好好了解一下它的药用价值。

杏仁为蔷薇科落叶乔木植物杏或山杏的种子。可分为甜杏仁和苦杏仁两种，主要分布于我国北方，以新疆、河北、辽宁、山东、陕西等省区分布最多。杏仁具有丰富的营养价值，其含有蛋白质、油脂、碳水化合物及粗纤维，还含有多种矿物质元素和多种维生素。现代医学认为，杏仁具有良好的药用价值，如增强人体免疫力、延缓衰老、调节血脂、补脑益智等。

《药性歌括四百味》记载："杏仁温苦，风寒喘嗽，大肠气闭，便难切要。"杏仁味苦性温，风寒喘咳都可以使用。杏仁属于仁类药，凡仁皆有润性，故可以润肺、润喉，如中医经典方剂杏苏散，就借杏仁的下沉之性和润性，多用于秋冬季节人体干燥又受凉，而导致的咽干、干咳等病症。杏仁还可以治疗大肠气闭，即大肠内气机闭塞不通而导致的病症，如便秘。老年人到了秋天以后，大便有时会涩硬、干结，将杏仁跟火麻仁两味药捣烂，拿来熬粥喝，大便就会润通。因为它们都是仁类药，凭其润性，可以治疗大便困难。有一位老爷子习惯性便秘多年，后用芝麻打粉服用，平时用杏仁、火麻仁熬粥，半个月左右，就大肠润通。因为芝麻油脂多，能润肠，杏仁也是一样。可见食疗有的时候就可以搞定药物能干的事情。

杏仁可以广泛应用于食品领域，如杏仁露，其洁白如奶，细腻如玉，香味独特，可作为普通牛奶的代替品，一般认为其不含胆固醇和乳糖，有益于健康。杏仁也可以广泛应用于医药领域，如现代医学提取苦杏仁苷，中医学用其配伍其他药物。研究发现，除此之外，杏仁还可以应用于化妆品领域，因其能促进皮肤微循环，使皮肤红润光泽，颇具美容功效。

36. 乌　梅

提到乌梅，大家是不是有一种两腮发酸欲流口水的感觉呢？乌梅是蔷薇科植物梅的果实，味酸微涩，立夏后成熟。生者青色，叫青梅；熟者黄色，叫黄梅。乌梅则是青梅经熏制或烘制等方法加工而成。梅子是人们日常生活中常吃的一种水果，味道酸甜可口，老少皆宜。

《世说新语·假谲》记载：曹操行军长途跋涉，士兵们因路途劳顿又头顶烈日，个个都口渴得厉害。曹操灵机一动，传令道前边有一片梅子林，果实非常丰富，又酸又甜，可以解除我们的口渴。士兵们听说后顿时嘴中生津，备受鼓舞，于是有了"望梅止渴"这个成语。宋代诗人杨公远《梅实》中写道"累累青子缀枝丫，一味含酸软齿牙。不独曹军资止渴，也曾调鼎佐商家"，也阐释了梅子独特之处。

乌梅有悠久的药食历史，始载于《神农本草经》，列为中品，其广泛融入人们的日常饮食与养生保健之中。《药性歌括四百味》记载："乌梅酸温，收敛肺气，止渴生津，能安泻痢。"《本草纲目》记载："治久咳，泻痢，反胃噎膈。"元代医学大家王好古曰："乌梅能收肺气，治燥咳。肺预收，急食酸以收之。"乌梅为酸性食物，具有敛肺止咳、涩肠止泻、消肿解毒、生津止渴和安蛔功效。俗语说："春困秋乏夏打盹，睡不醒的冬三月。"乌梅特别适合立秋后服用，秋天"疲乏感"渐增，胃液分泌不足，消化功能下降，食欲不佳，这时可以食用乌梅调节食欲。此外，乌梅也是秋季收敛肺肝之气的佳品，可止咳宁嗽。怀孕初期，孕吐明显，也可吃些乌梅或取乌梅用温水泡开饮用。

乌梅药食同源，生活中我们可以制作酸梅汤或乌梅饮，下面是具体的制作方法。

酸梅汤

原料：乌梅15枚，山楂干50克，桂花25克。

制作：上述食材放入锅内，再加入足量水；大火煮开后转小火，熬煮1小时左右，颜色变深；加入适量的冰糖继续熬煮5分钟；放凉后过滤去渣即可。

作用：酸梅汤酸甜可口，是夏天清热消暑的好饮品；冷藏后口感更佳。

乌梅饮

原料：乌梅10枚，甘草6克，山楂干30克。

制作：上述食材放入锅中，加水两大碗和适量冰糖，大火烧开后改小火煮10分钟即可。

作用：乌梅饮生津止渴、止咳嗽、止吐泻。

值得注意的是，乌梅虽为药食同源物质，但其富含有机酸，剂量过大对胃有刺激性，胃酸过多者应谨慎食用；外有表邪、内有实热积滞者也不宜食用；感冒发热，咳嗽多痰，胸膈痞闷之人忌食；菌痢、肠炎患者初期忌食。

37. 菊　花

"秋丛绕舍似陶家，遍绕篱边日渐斜。不是花中偏爱菊，此花开尽更无花。"这首唐诗《菊花》咏的就是我们这节的主角。菊花秋月开花，能经受寒冷，古人认为它有傲骨，不似其他的花。菊花在我国被誉为"四君子"之一，关于菊花的诗句更是数不胜数。

除了观赏和对其品性的赞扬，古人还把菊花拿来入药。我国有重阳节赏菊花和喝菊花酒的习俗。唐代孟浩然《过故人庄》写道："待到重阳日，还来就菊花。"《神农本草经》记载："菊花久服能轻身延年。"由此可见，古人对菊花的重视。据说南宋诗人陆游有一次在生病后喝菊花酒就好了，高兴之余作诗写道："菊得霜乃荣，性与凡草殊。我病得霜健，每却童子扶。岂与菊同性，故能老不枯？"现代研究结果证明，菊花含挥发油、胆碱、菊苷、氨基酸、黄酮类及维生素等，具有抗菌、降血压、解热、抗感染、镇痛等作用。临床上还用于治疗冠心病、高血压、高脂血症、神经官能症等。现在市场上也有各种由菊花制成的保健品，如菊花晶、菊花露、菊花茶、菊花酒等。

我国酿制菊花酒已有 2000 余年的历史。中国古代笔记小说集《西京杂记》载："菊花舒时，并采茎叶，杂黍米酿之，至来年九月九日始熟，就饮焉，故谓之菊花酒。"据说蒲松龄为了收集写作素材，曾在家乡柳泉边设立了茅亭茶座。为了让往来行人喝到可口的好茶，经过 1 年多的试验，终于用菊花、桑叶和蜂蜜煨制出了"菊桑茶"。为此蒲松龄还特意开了一个茶圃，一到秋天，菊花怒放，香飘四野，来给蒲松龄提供写作素材的旅人也多了起来，可见菊花为《聊斋》的问世立过大功。

现代人眼睛干涩痛、见风流泪、头痛时，也总是会想到泡一杯菊花茶，以清肝明目、清利头目。正如《药性歌括四百味》中记载："菊花味甘，除热祛风，头晕目赤，收泪殊功。"除了单纯的菊花茶，我们还可以在菊花中加入枸杞，在清香之余又多了一丝香甜，两种颜色交融又可养目。菊花粥也是个很好的选择，先煮粳米，然后加入干净的菊花，再煮约 5 分钟就可以做成美容养颜的菊花粥了。如果要调味，可以加入蜂蜜或者大枣、桂圆等。菊花酒其实也是别具风味的，将米酒和菊花混合在一起，浸泡大约 2 周，就可以饮用了，菊花酒具有很好的美容效果，滋补养颜，大家可以试试哦！

38. 决明子

从前，有位老秀才，还不到六十岁就得了眼病，视物不清，走路拄拐杖，人们都叫他"瞎秀才"。有天，一位南方药商从他家门前过，见门前有几棵野草，就问这个草苗卖不卖？老秀才反过来问："你给多少钱？"药商说："你要多少钱我就给多少钱。"老秀才心想：这几棵草还挺值钱，就说："俺不卖"。药商见他不卖就走了。过了2天，南方药商又来了，还是要买那几棵草。这时，瞎秀才门前的草已经长到三尺多高，茎上已经满了金黄色花，老秀才见药商又来买，觉得这草一定有价值，要不然他为何一直要买？老秀才还是舍不得卖。秋天，这几棵野草结了菱形、灰绿色有光亮的草籽。老秀才一闻草籽味挺香，觉得准是好药，就抓了一小把，每天用它泡水喝，日子一长，眼病好了，走路也不拄拐杖了。

又过了1个月，药商第三次来买野草。见没了野草，问老秀才："野草你卖了？""没有。"老秀才就把野草籽能治眼病的事说了一遍。药商听后说："这草籽是良药，要不我也不会三次来买。它叫'决明子'，又叫'草决明'，能治各种眼病，长服能明目。"以后，老秀才因为常饮决明子泡的茶，一直到八十多岁还眼明体健。曾吟诗一首："愚翁八十目不瞑，日数蝇头夜点星，并非生得好眼力，只缘长年饮决明。"

上面讲的就是中药决明子的故事了。决明子是豆科植物决明或小决明的干燥成熟种子，因能清肝明目而命名为决明子。现在市场上常常看到决明子茶、决明子枕等，就是因其明目的功效深得人心。

那么除了大家熟知的明目功效，决明子还有什么功效呢？《药性歌括四百味》记载："决明子甘，能祛肝热，目疼收泪，仍止鼻血。"决明子可以泻肝火，表现在两个方面，一个是刚刚提到的明目，另一个就是通便。生活中很多朋友一生气就眼睛胀痛难受，紧接着大便干燥，这时来点决明子配上菊花泡茶饮，便可使眼睛明亮、大便通畅。还有一种情况是高血压引起的头晕、头痛、眼睛胀痛，也常伴大便不通畅，同样可以用决明子煮水来降压、明目、润肠。火气大还有一个常见的症状就是流鼻血，有时候不一定是鼻血也可能是鼻涕中夹杂着血丝，饮用决明子茶也是很好的选择。

39. 火麻仁

　　火麻仁指的是桑科植物大麻的种子。大麻在我国有很久远的历史，远古时期，神农氏就开始传授百姓如何种植麻仁。早在《周礼》中"麻"即为五谷之首，成为古代中国主要种植的农作物之一。《本草纲目》言火麻仁补中益气，久服康健不老。广西巴马县是我国著名的长寿之乡，当地人有一个独特的饮食习惯，经常食用麻仁。他们将麻仁榨成油，做饭的时候使用，也会把麻仁熬汤，即大名鼎鼎的麻仁汤。当地人还给火麻汤起了一个好听的名字——长命油，甚至有"每天吃火麻，活过九十八"的说法。

　　火麻仁是国家公布的药食两用植物资源之一。现代研究证实，麻仁含有丰富的蛋白质、维生素、卵磷脂、挥发油，以及钙、镁等微量元素，有滋阴补虚，保肝明目、补中益气、润肠通便、延缓衰老等功效。火麻仁的油脂中，不饱和脂肪酸的含量非常高，经常食用对有三高、便秘、心脑血管疾病的人功效尤为显著。火麻仁的蛋白质含量与黄豆不相上下，且均是易于人体吸收的高质量蛋白。

　　《药性歌括四百味》记载："火麻味甘，下乳催生，润肠通结，小水能行。"火麻仁作为药物最大的特点便是润。这种润体现在各方各面，如通畅乳汁、通畅大便。药店里常见的麻子仁丸中主要成分就是火麻仁，该中成药格外适合老年人以及身体虚弱者，是泻药里不可多得的补药，润肠通便的同时能益气补虚。

　　除了入药外，日常生活中我们该如何服用火麻仁呢？与苏子、粳米同煮成麻子苏子粥，可以润肠通便，适合老人、大便干燥者食用。小孩儿脸上长了疮疥，可以把麻仁研磨后加蜂蜜外敷到创口上。宋代，人们有把麻仁制酒的习惯：将麻仁研磨后放入米酒中浸泡服用来消暑祛湿。明清时期，人们还有饮用麻仁凉茶的习惯，其有平衡血压，延缓衰老，降低血脂，润肺补气，提高身体免疫力的功效，至今广东、广西一带，仍然可以见到很多小贩售卖麻仁凉茶。

40. 胡麻仁

亚麻色是一种十分洋气别致的颜色，很多人在染发时很喜欢，并且亚麻材料的衣服，夏季穿也十分舒服，被认为是高端品质。今天我们要介绍的这味药就与亚麻有关。胡麻仁是胡麻科植物胡麻的果仁，亚麻是胡麻的别名之一。"胡"字已经暴露了芝麻外来者的身世。没错，胡麻原产波斯湾、黑海及里海一带，也就是地中海沿岸，汉代张骞从西域自大宛带回。胡麻在我国的使用和种植已经有 2000 多年的历史，在今内蒙古额济纳旗发现的汉代烽燧遗址中便有胡麻的记载。

胡麻仁除了叫亚麻，还叫芝麻，芝麻是胡麻科胡麻属胡麻的种子，也就是说芝麻是真正的胡麻。现在我国东南沿海和台湾等地，依然沿用古时的叫法，把芝麻称为胡麻。而深受中国文化影响的日本、韩国，也同样沿用胡麻的叫法。

胡麻不仅是营养丰富的调味佳品，还是很好的药物。那么历史悠久的胡麻作为药物有什么功效呢？《药性歌括四百味》记载："胡麻仁甘，疗肿恶疮，熟补虚损，筋壮力强。"中医学认为果仁类的药物都有滋润的功效，而我们平时所说的疮其实是气血凝滞的结果，用胡麻仁润通，炒熟捣烂后可以外敷消肿消疮。关于胡麻补虚在《本草纲目》中同样有记载，即"补五内，益气力，长肌肉，填髓脑"。古人对于胡麻仁的重视可见一斑。别看它只是小小的果仁，本事真是了不得！要想聪明强壮，日常饮食中或多或少的加入胡麻仁如胡麻油、芝麻糊、胡麻仁粥等都是不错的选择。

但是需要注意的是，果仁类的药物都有滑肠的功效，脾胃虚弱，容易腹泻者要适量服用。

41. 茅 根

白茅根之所以得名，是因它的花和根是白色的，且叶子形状如长矛。在吃不到甘蔗的地区，很多小孩经常找白茅根来嚼着吃。茅根确实是甜的，小时候，春天出去剜菜，河滩里到处都是，用镰头剜出点来，擦擦上面的土，放在嘴里大嚼一番，甜滋滋的很好吃。在那样的年代，茅根能"补中益气"，富含蔗糖、葡萄糖、果糖以及柠檬酸、草酸、苹果酸、钾盐等，也算是大自然赋予穷苦孩子的一种"营养品"。宋人苏颂特别说明茅根"可啖，甚益小儿"。虽然白茅根无毒无害，但要注意的是，如果小孩的脾胃比较虚寒，那大人就要控制小孩吃白茅根的量，否则容易腹泻。

有些人从小就和白茅根颇有缘分，有时感冒，头痛发热伴有咳嗽，大人们就会用白茅根熬水给患儿喝，连续喝两三天，感冒就好了。白茅根不仅能清热止咳，还有凉血利尿的功能。

著名医家张锡纯就用它治过小便不通。有一年冬天，张锡纯邻村一个二十岁的小伙子得了水肿病，夜里睡觉不能躺下，只能斜靠着墙在那里发喘，一躺下就上不来气。家里人请来了张锡纯为他看病，张锡纯问："你现在感觉怎么样呢？"小伙子说："只觉得心中发热，小便不利，尿不出来。"张锡纯把脉之后，发现六部脉很细，跳得很快。他说："你这是病久阴虚，阴不敛阳。

腹部过于肿胀，气息都无容息之地，所以才发喘。"小伙子听后，连连点头："先生说得极是，还望先生救我。"张锡纯叫他家里的人，到野外刨开冻地，找新鲜的白茅根。每天用鲜白茅根六两，切得很碎，用水三大碗，放在砂锅中稍微煎一沸，就放在火炉旁。仍用火炉的余温徐徐温之，待过半个小时左右再放在火炉上稍煎一沸，再放在火炉旁，直到切碎的白茅根全部沉入水底。这时可得到清汤两大碗，为一日的药量，徐徐当茶温饮。再用生车前子数两，炒至微熟，当瓜子吃。夜间也如此。小伙子吃了一昼夜，感觉小便通畅，能尿出来了。

《药性歌括四百味》称其"通关逐瘀，止吐衄血，客热可去"，可见白茅根能凉血生津、清热止血，又能入膀胱利水，导热下行，用于热病烦渴、尿血及肾病水肿尿血、急性肾炎水肿等病症。白茅根除了能直接食用，能入煎剂，还能做药膳。取新鲜白茅根 250 克，北粳米 50 克，冰糖适量。新鲜白茅根去须和节间小根，洗净切碎，入砂锅内加水煎汤，去渣后入粳米、冰糖，再加水煮至米粥稠。适用于各种热病所致的口干烦渴、吐血、衄血、水肿、小便不利、尿血等。

42. 大蓟、小蓟

大蓟常生长在河边，小蓟则分布于田野，都是唾手可得的止血良药。因它们功效十分相似，常合称为"二蓟"，但小蓟的凉血止血效果低于大蓟。两味药外观也略有不同，大蓟杆粗刺大，小蓟杆细刺小。

大蓟、小蓟味苦，都具有清热凉血止血作用，外用可以达到很好的止血效果。在民间，皮肤如果被划伤，常会取鲜草，将汁水绞出，涂抹在伤口上，不仅血很快止住，还不易留瘢痕。

除此以外，大蓟、小蓟还可以解毒消痈。相传以前有一个书生，非常孝敬他的母亲，但是有一天他母亲的腿上长了一个痈，书生天天为她清洗，又遍请医生为她诊治，总不见好，甚至其他地方也出现了。书生非常焦急，听说村西边仙隐山上有一种灵芝可以治这种病，于是他就启程了。山体非常陡峭，刚到半山腰，书生脚下一滑就跌落了，这下不仅灵芝没采到，腿还被山石划出了一道大口子，正汩汩地流着鲜血。正愁不知道怎么办时，他突然看到旁边有一些开着紫色花朵的草，书生心想"早听闻这山中有种开着紫色花的草可以止血，不妨试一试"，便采摘了一些嚼碎后敷在伤口上，还剩下一些便吞了。不料过了一会儿，不仅伤口的血止住了，也不痛了，书生非常高兴，转念一想，是不是可以带回家给母亲试一试呢？于是就带了一些回去捣碎给母亲敷在患处，神奇的是一天之后创口不再流脓，两天后开始愈合，周围红肿也消退了。之后书生更加发奋读书，考中进士，也让母亲安享了晚年。原来，书生采摘的草药就是小蓟，不仅在危急关头给自己止了血，还给母亲治好了痈。

二蓟既可以外用，也可以内服，用于血热妄行所致的各种出血，如咯血、衄血、崩漏、尿血及痈肿疮毒等。《本草图经》写道小蓟"生捣根绞汁饮，以止吐血、衄血、下血"，大蓟在《滇南本草》中写道其可以"消瘀生新，止吐血、鼻血，治小便尿血、妇人红崩下血"。可见，二蓟在凉血祛瘀止血方面确实有很好的疗效。看到这里可能有人会想，既然二蓟可以祛瘀，怎么又可以止血呢？二者不会矛盾吗？祛瘀止血这一功效不仅不相矛盾，还是相辅相成的。

瘀血就是离经之血，时间长了没得到清理而形成的病理产物，离经之血是血液不在血脉中流行而溢出脉外，如离经上溢的吐血、衄血，血从下走的便血、尿血、崩漏以及血溢肌肤的皮下出血，时间久了只要瘀血还存在，就会继续出血。所以对于瘀血日久导致的出血，用药就应以活血化瘀药为主，消除瘀血这一病理产物，出血也就会停止。这就是中医学在祛瘀止血原理上所说的"正本清源"，即从根本上整顿清理瘀血，就可以达到止血的目的。因此，两者之间看似是矛盾的，实际是相互影响的。

以上这些功效，在《药性歌括四百味》中就有记载："大小蓟苦，消肿破血，吐衄咯唾，崩漏可啜。"

43. 夏枯草

此药为何叫夏枯草呢？因为这是一种只过春天，到了夏天就会枯萎的植物。夏枯草的花穗比较大，在进入结果期后，头顶紫色的小花就会凋谢，取而代之的就是孕育成熟的夏枯草种子。夏枯草花穗枯萎后就是结果期，结果期在夏季，故而呈现出了所谓的夏天枯萎的状态，夏枯草也由此得名。其实，夏天的夏枯草只是花穗部分看上去像枯萎而已，种子在此时已经成熟，但整株植物在秋天才枯萎。

夏枯草在《神农本草经》中已经有过记载，说其能够"主寒热、瘰疬、鼠瘘、头疮、破症、散瘿、结气、脚肿湿痹"。目前认为其能清解内热和肝火，同时可以明目、散结消肿，在许多治疗肿瘤和结节性疾病如瘰疬（即淋巴结结核）的处方中常常可以见到夏枯草。

从前有位书生，名叫茂松，为人厚道，自幼攻读四书五经，然屡试不第。茂松因此终日郁闷，天长日久，积郁成疾，颈部长出许多瘰疬，如蚕豆般大小，形似链珠，有的溃破流脓。众医皆施疏肝解郁之法，无效，病情反而越来越重。

一年夏天，茂松父亲不远千里寻神农。一日，他来到一座山下，只见遍地绿草茵茵，百花艳丽，似入仙境。他刚想歇息，不料错倒在地。

茂松父亲怎么也没有料到，这百草如茵的仙境，竟是神农的药圃。此时，神农正在给药草浇水施肥，见有人晕倒，急忙赶来救治。茂松父亲醒来，谢恩并诉说了自己的苦衷。神农听罢，从药苑摘来药草，说："用此草上端球状部分，煎汤服用。"又说："此草名'夏枯草'，夏天枯黄时采集入药，有清热散结之功效。"茂松按方服之，不久病愈。后来，父子二人广种夏枯草，为民治病，深得人心。

《药性歌括四百味》言："夏枯草苦，瘰疬瘿瘤，破癥散结，湿痹能疗。"夏枯草因其性寒味苦辛，具有清热解毒、消肿散结的作用。此外，夏枯草作为药食同源的中药，是平日饮食保健的绝佳食材。例如，使用夏枯草全草用文火煎汁，每天分两次服用，坚持服用 6 个月以上，可以辅助治疗原发性高血压。但此药寒凉，脾胃虚弱者慎服。

如果有条件的话，可以用夏枯草 120 克和草决明 100 克，加入清水 2000 毫升，文火煎至 1500 毫升，药渣再加水煎出 500 毫升。将两次的药液混合后，加入白糖 120 克，搅拌溶化后可制成夏枯草糖浆。此药量为 1 剂，3 天分次服完，30 天为一个疗程。对于原发性高血压、更年期高血压有良好的疗效。

44. 覆盆子

这节要介绍的主角是好吃的"水果"。近来网上卖得红火的树莓，不知大家是否吃过？很多人可能会以为它是国外进口的，但其实是地地道道的中国"水果"。只不过中国人更多的是把它当作药物来使用，早在《神农本草经》中就有记载。欧美地区则多是当作水果，所以给人它是源于国外的错觉。

树莓，其实就是覆盆子。只不过入药用的是它还没有完全成熟的果实。我们来看看宋代的药物学家寇宗奭（shì）怎么描述它的。他说："四五月红熟，山中人及时采来卖。其味酸甘，外如荔枝，大如樱桃，软红可爱。失时则就枝生蛆，食之多热。收时五六分熟便可采，烈日曝干。今人取汁作煎为果。"在他的笔下，覆盆子是不是很诱人呢？

古代的朝鲜有一段传说。早期朝鲜的厕所并不在主要建筑物里，因天气寒冷与晚上太暗，故朝鲜人习惯用尿桶，放在主要居住的房子里。男人吃了德利树莓后，在尿桶小解时，因为尿劲太强而使"尿桶翻转过来"。因此，德利树莓就被称为"覆盆子"。传说中树莓的功效解释了覆盆子这个名字的一种来源，即覆盆子可强精益肾，传言用后尿时可将尿盆打翻，故名覆盆。还有一种说法是覆盆子能固精缩尿，使人不用起夜，覆盆不用。《药性歌括四百味》记载"覆盆子甘，肾损精竭，黑须明眸，补虚续绝"，说的也是这个功效。除了功效，覆盆子的形态也像覆着的尿盆。因此，覆盆子临床上常用于治疗小儿尿床，成人起夜多等问题。

覆盆子在国外又被称为红树莓，是目前正风靡世界的第三代水果。由于其色美味香，口感独特，且对多种现代疾病具有良好的预防和治疗效果，在国际市场上被誉为"黄金水果""贵族水果""水果之王""水果阿司匹林"。覆盆子酸甜可口，目前受到了国内外大众的喜爱，享受味蕾刺激的同时有益健康，何乐而不为呢？

关于覆盆子的食用方法，最简单的当然是洗干净直接食用，酸酸甜甜，色味比桑葚都好得多。另外，还可以做果酱吃、熬膏吃、煮粥吃、做蛋糕吃。总之，只要大家可以想到的，大多是可以用其制作的。覆盆子能补肝益肾，适合阳痿、遗精、不孕不育、小便频多及视物不清者。不过，覆盆子虽好，也有不适合吃的人群，如肾虚有火，小便短涩者，怀孕初期妇女需慎服。

45. 郁李仁

郁李仁是蔷薇科植物欧李干燥成熟的种子，是一味常用的泻下药，同时有行气通导的功效。这里有一个关于郁李仁的故事。

相传有位妇人在一次吃饭的时候，头顶上方突然打了一个巨雷，她吓得筷子掉在地上，几天都吃不下饭，睡不好觉。随后经常胃痛，吃饭也吃得很少，晚上睡觉连眼睛都闭不好，甚至经常从睡梦中惊醒。

妇人前来就诊，医生用郁李仁加酒浸泡，患者服用后，果然晚上能够安梦，眼睛也能够闭下来了，心下胃口处不再疼痛。

徒弟向老师请教用郁李仁加酒浸泡治疗的原因，医生回答："眼睛闭不好是因惊吓而肝胆气逆，阳浮于外；心下胃痛是因幽门气结，不通则痛。油脂类的药物既能打开幽门之结气，又能安神缓解肝胆之疾，其中唯独郁李仁善于通幽散结，又能够滋润缓急。用酒泡后，更能够入肝胆，并且酒能壮胆行气血，散结气，这样胆气一壮，受惊恐之症便能得到安稳。"徒弟与妇人无不惊叹医生的医术和郁李仁的独特功效。

《药性歌括四百味》记载："郁李仁酸，破血润燥，消肿利便，关格通导。"郁李仁质润而性降，具有润燥滑肠之功，为气滞津亏之肠燥便秘的常用药物。郁李仁除润下作用，还有下气功效，故其通便作用较杏仁、麻仁为胜，但又不及大黄、番泻叶，临床上主要用于肠燥津亏较重者。

如果家中有便秘、水肿的患者，可以经常喝点郁李仁粥。粥方组成：郁李仁 10～15 克，粳米 50～100 克。

功效主治：润肠通便，利水消肿。适用于大便干燥秘结，小便不利，水肿腹满，包括肝硬化腹水，四肢浮肿。

煮制方法：先将郁李仁捣烂，水研绞取药汁，或捣烂后煎汁去渣，加入粳米同煮为粥。

46. 田　螺

田螺肉紧实，有嚼劲，烹调后鲜香无比，往往出现在街边大排档，有些餐馆酒楼也会把它当作特色菜推出。对于许多人来说，田螺美食最好是家乡本味，如安徽的酱爆田螺、客家人的酿田螺、湖南的辣炒嗦螺以及广西的螺蛳粉（用的是螺肉汤）等。

田螺不仅味道好，还含有丰富的营养，如它的蛋白质含量略高于牛肉，脂肪含量也远低于牛肉和猪瘦肉，并且还含有丰富的钙质，每100克田螺肉中含钙约1300毫克，稻田湖泊里随处可见的田螺是极好的蛋白质来源。

自己买田螺做菜，最常见的做法是将田螺与葱、姜、蒜、辣椒等调味料一起炒，需要注意的是炒之前要把田螺放在清水中，让它吐尽体内的泥沙，期间注意更换清水，并且一定要炒熟，因为螺肉中可能会存在对人体有害的寄生虫或虫卵。

田螺菜肴的味道不仅受烹饪方法和吃法的影响，也受田螺品种的影响。在我国，已知的田螺科动物有70多种，其中螺蛳属和河螺属为中国特有属，国内外市场上销售的食用田螺主要是中国圆田螺。

田螺的肉不仅可食用，也可作鱼类的饵料或家畜家禽的饲料，还能入药。《药性歌括四百味》中称："田螺性冷，利大小便，消肿除热，醒酒立见。"其具有清热、祛湿、利水、消肿、解酒、解毒等功效，可以治疗热结小便不通、黄疸、脚气、水肿、消渴、痔疮、便血、目赤肿痛、疔疮肿毒等病症，如酒醉不醒，可用螺、蚌、葱、豉共煮，饮汁可解。需要注意的是，"田螺性冷"，故不宜过量食用，吃的同时也不宜喝冷水，容易导致腹泻。

田螺壳也可以入药，有中和胃酸，收敛止血等作用。

47.荜 茇

很多人都经历过因胡吃海喝而肠鸣腹泻，整个人无精打采，痛苦不堪。如果这时有个灵丹妙药，那真是人生的"小确幸"。其实，还当真有这么一味药可以快速止泻，那就是荜茇。

荜茇又名"鼠尾"，是胡椒科植物荜茇的果穗，有一种特异的香气，味辛辣。主要产于云南东南至西南部，广西、广东和福建也有栽培。在每年9—10月果穗由黄变黑时摘下，晒干使用。以条大饱满、黑褐色深、品质坚实、气味浓者为佳。《药性歌括四百味》言："荜茇味辛，温中下气，疝癖阴疝，霍乱泻痢。"这是说荜茇辛热，具有温中散寒止痛的功效。荜茇取1~3克，煎汤内服，可用于治疗脘腹冷痛、呕吐、呃逆等病症，尤其善于止泻止痢。另外，荜茇对于神经性头痛，也有很好的缓解作用。荜茇亦可外用，将其研成粉末状，搐鼻使用可治疗鼻塞不通，直接放在龋齿中可缓解牙痛。

关于荜茇，有个"一味荜茇三品官"的趣味故事。传说贞观年间，唐太宗李世民得了"气痢"病，放屁不止，难以控制。遍请名医治疗，百药无效。眼见病情日趋严重，于是下皇榜征招能治此病的神医。当时皇宫仪队里有一张姓人士揭榜献方。以牛奶煎煮荜茇，令唐太宗内服，竟治愈了他的"气痢"痼疾。唐太宗大喜，赐封张某为"五品官"。谁知丞相魏征却一直推诿不办。不久唐太宗旧疾复发，仍按前法取效，便质问魏征："献方人有功，为何不授官职？"魏征说："臣不知授他文官，还是武官？"唐太宗一听，悻悻地说："足可以授三品文官了！"便一纸下令封其为"三品文官"。谁也未料到，小小一味荜茇，居然成了加官的敲门砖。

"牛乳煎荜茇，三品圣旨下，寒起皆可投，异香味辛辣，心腹冷痛刺，煮粥常用它。"故事中的"气痢"病，乃寒热不调所致。牛乳，性微寒，有补虚损、益脾胃、生津润肠之功。而荜茇，性温热，有温中散寒、下气止痛之效。一寒一热，使阴阳得到调和，"气痢"自然就得以治愈了。

荜茇不仅可以作为中药材使用，还可以入药膳。荜茇作食疗时，一是与其他食材同炒同煮，二是打成细粉使用。如荜茇粥，就是先把荜茇、胡椒研为细粉末，再用粳米煮粥，待煮沸后调入以上二味药末，煮至黏稠即可。荜茇做粥食用可使其散寒作用缓缓发挥，以温中补虚，健脾暖胃。但需要注意的是，由于荜茇性味辛热，故有实热证以及阴虚有火者应忌用，以免加重病情。

48. 阿　胶

阿胶，又名驴皮胶，为马科动物驴的干燥皮或鲜皮经煎煮、浓缩制成的固体胶，主产于山东，以乌黑、断面光亮、质脆、味甘者为佳。阿胶在《神农本草经》中位列上品，李时珍在《本草纲目》中释名"出东阿，故名阿胶"。

相传有一年，山东流行出血而死的怪病，当时有一个叫阿姣的姑娘为了治此顽病四处寻医找药。一天，在泰山遇一白发药翁，药翁说须找到吃狮耳山草、喝狼溪河水长大的毛驴，用其皮才能治好此病。阿姣姑娘听后很是高兴，因家乡确有其驴，但为恶霸王员外放养。阿姣再三请求王员外普济众人，王员外答应了阿姣，但提出必须由阿姣一人处死此驴方可。阿姣知此驴灵活，穿山越涧、赛马胜骡，力大无穷，但一想到乡亲们被病磨折和惨死情景，便马上答应下来。乡亲们知道恶霸用计，含泪劝阿姣不要上当。但阿姣毫不动摇，终取驴皮。员外大怒并暗害了阿姣。为了纪念阿姣之恩德，人们将驴皮熬成胶称为"阿胶"。

阿胶与人参、鹿茸齐名，并称养生中药三宝。据考，阿胶曾治好了慈禧太后久治不愈的血证，慈禧太后特赐这种阿胶以"福"字，所以"福字牌"阿胶由此得名。不仅如此，咸丰晚年无子，懿妃怀胎但有血证，当时户部侍郎陈宗妫是山东吴城阿胶镇的人，推荐喝阿胶治疗，保住了胎元。这位足月后生的男孩就是清代第九代皇帝同治（载淳）。这也是"福字牌"阿胶闻名于世的原因之一。

《神农本草经》云："心腹内崩，劳极洒洒如疟状，腰腹痛，四肢酸疼，女子下血，安胎。久服轻身益气。"《名医别录》云："丈夫小腹痛，虚劳羸瘦，阴气不足，脚酸不能久立，养肝气。"《药性歌括四百味》云"阿胶甘平，止咳脓血，吐血胎崩，虚羸可啜。"阿胶性味甘、平，归肺、肝、肾经，是一味补血止血、滋阴润燥的良药，主要用于血虚萎黄、眩晕心悸、肌痿无力；吐血、尿血、便血、月经量大等多种出血证；热病伤阴、心烦不眠、虚风内动、肺燥咳嗽等。但阿胶性质黏腻，有碍消化，故脾胃虚弱者慎用。

由于阿胶的药性特点，故对妇女、老人来说，是天然的滋补佳品。以阿胶为主制作的保健食品，如阿胶和黑芝麻、红枣、核桃等熬制而成的滋补品固元膏，可延缓衰老、治病强身，特别适合冬季进补。

49. 枸杞子

枸杞，因棘如枸之刺，茎如杞之条，同时拥有两种树的特征而得名。枸杞子又称红耳坠、却老子，为茄科枸杞属植物宁夏枸杞的成熟果实，以甘肃、宁夏、青海产者为佳。枸杞果实成熟时呈椭圆形或圆形，其籽肉饱含浆汁，色泽红润，晶莹透亮，《神农本草经》中将其列为上品，认为"久服轻身不老、耐寒暑"，有延衰抗老的功效。

古代许多文人墨客都有服用枸杞的习惯，对枸杞之功赞美有加。宋代诗人苏东坡就自种枸杞，写下《小圃五咏枸杞》，称其"大将玄吾鬓，小则饷我客"。唐代诗人刘禹锡也写下"枝繁本是仙人杖，根老新成瑞犬形。上品功能甘露味，还知一勺可延龄"（《枸杞井》），表达对枸杞的推崇。除了在诗文中"扬名立万"，枸杞子在民间也有一则有趣的传说。

据传，北宋一官员到宁夏体察民情时，看到一位四五十岁的中年妇人正在追打一位七八十岁的老人，忙大声喝止妇人并要治她不孝的罪行。那妇人立马停步解释道："大人不知详情，其实我是在追打我儿。我今年已八十有五，却有中年人之强健，而我儿不足五十却貌若老人。皆因我家中有一滋补之品，家中人人服之，均康健得享年百余岁。此不孝子却不听老人言，因不喜欢补药的味道而不肯服用，使自己未老先衰，所以我才责打于他，望大人详查。"官员一听，不由得暗暗称奇，走入妇人家中，果然看到这家人个个神采奕奕，便问究竟是服了什么仙丹妙药有如此效果，妇人取来交与官员，官员定睛一看，原来就是枸杞子。

虽然民间传说常不乏夸张修辞，但枸杞子的滋补功效的确得到了历代医家认可。《药性歌括四百味》载："枸杞甘温，添精补髓，明目祛风，阴兴阳起。"《食疗本草》载枸杞子"坚筋，耐老，除风，补益筋骨，能益人，去虚劳。"

除了作为药材得到诸多医家的青睐，"药果"枸杞子还以药食同源著称。如今，熬夜熬得头昏眼花不得不"保温杯里泡枸杞"的现代青年，不妨尝试枸杞子粥、杞菊茶抑或是杞子银耳羹等"高配版"枸杞食疗，相信这棵"养生界常青树"不会令你们失望。

50.黄　精

黄精，别名太阳草、鸡头参、龙衔、老虎姜等，雅名多而神奇，晋代葛洪《抱朴子》记载"借人以本品得坤之气，获天地之精，故名"。

古籍记载黄精有很好的补益作用。《药性歌括四百味》记载："黄精味甘，能安脏腑，五劳七伤，此药大补。"黄精曾经是古代仙家服食养生佳品，仙家列为芝草之类。《神仙芝草经》记载："黄精宽中益气，使五脏调良，肌肉充盛，骨髓坚强，其力倍增，多年不老，颜色鲜明，发白更黑，齿落更生。"张华《博物志》更是记载："太阳之草曰黄精，饵之可以长生。"

李时珍在《本草纲目》中介绍了这样一个小故事：临川有一富户，这富户的主人对下人很不好，动则打骂，甚至随意发卖。富户家中有一个婢女，十五六岁的小姑娘，正是豆蔻年华，被这家中年过六旬的老太爷看中，想收入房中做第十三任姨太太。老太爷已经年过六旬，眼看着便驾鹤西去，小姑娘非常不愿意，就想了个办法，逃了出来。可是富户在临川势力很大，婢女没有藏身的地方，只能一路往深山里跑去。

小姑娘藏到深山已经3天了，虽然追赶的家丁找不到她，可是她又累又饿，时值春天，山上连野果子都没有，这3天，她只喝了几口溪水。

小姑娘久久坐在山溪边，发现脚边有一株野草，枝叶嫩绿可爱，有着勃勃生机。小姑娘饿得头晕眼花，管不了太多，当即拔起这草，在溪水中洗干净，连根带叶把这草吃了。也许是太饿了，她竟然觉得这草很美味，于是又拔了许多，饱餐了一顿。后来饿了，她就拔草充饥，过了一段时间，竟然觉得身体变得轻快敏捷了。

一天晚上，她正靠着一棵大树休息，忽然听到老虎的叫声从不远处传来，小姑娘很害怕，心里想着能爬到树上躲着就好了，她正想着，就觉得身体已经飘到树上了。就这样在树上待了一夜，天亮了，她想从树上爬下来，忽然身体就轻飘飘的落地了。就这样，她想去哪里，身体就这样飘到哪里，像飞鸟一样，可以从一座山顶飘到另一座山顶。

这日，富户家的仆人上山砍柴发现了她，并回去告诉了老太爷，老太爷非常害怕，喃喃道："这婢女变得这样厉害，可是山中有精怪？"于是，便派人来抓她。

但婢女来去自如，十几个家丁都抓不到她。有道士献上计策，叫人办好美味饭菜，放在婢女经常路过的路上。小姑娘多年不吃这样鲜美的食物了，明知有诈，但还是每次都吃得一干二净。就这样过了一段时间，她竟不能像以前一样轻盈地飞起来了。后来被抓住，经审问，她将自己常吃的草展示给大家看，这草便是黄精。

这个故事虽然夸大了黄精的作用，说其"久服轻身、延年不饥"，但是黄精确实是一味补益药，具有补气养阴，健脾，润肺，益肾的功效。

51. 山 药

山药，又名薯蓣、山芋、薯药等，为薯蓣科植物薯蓣的块茎。唐代著名诗人杜甫在《发秦州》一诗中写道："充肠多薯蓣，崖蜜亦易求。"这里的薯蓣就是山药。据记载，宋代诗人陆游曾在《秋夜读书每以二鼓尽为节》一诗中称赞山药："秋夜渐长饥作祟，一杯山药进琼糜。"唐伯虎老年之后常食山药，曾写道："柴门深闭蓣徐煨，沽得邻家村酿来。白发衰颓聊遗岁，山妻稚子笑颜开。"他便是喜欢用小火慢"煨"山药。清代朱熹曾给过山药很高的评价："欲赋玉延无好语，羞论蜂蜜与羊羹。"慈禧服用健脾胃的八珍糕中也有山药。由此可见，从古至今，山药无论是作为保健食物，还是治病药材都广受人们的喜爱。

相传，很久以前，有两个国家发生了战争，两国实力悬殊，强国屡战屡胜，直接将弱国堵在了一座山中，由于此山地形复杂，强国几次强攻都未能击退弱国，只能埋伏在山的周围，强国计划着实在不行就来场持久战，耗光敌军的食物，于是便在山外镇守，等待他们投降。过了几个月，正当强国以为弱国早已实力耗竭时，弱国竟从山中冲出，将士们士气饱满，直接将意识松懈的强国击败。原来，山中生长着一种植物，地下的根茎可以食用，于是人马疲乏的军队在食用补给营养后渐渐成了兵强马壮的劲旅。由于是在山中遇见的这种植物，于是命名为"山遇"，后来人们又发现了它的很多药用价值，于是改名为"山药"。

山药距今已有3000多年的历史，最早记载于《山海经》和《神农本草经》，被列为药之上品。《山海经·北山经》写道："又南三百里，曰景山，南望盐贩之泽，北望少泽。其上多草、藷藇。"其中的"藷藇"即"薯蓣"，也就是山药。《神农本草经》记载山药："主伤中，补虚，除寒热邪气，补中益气力，长肌肉，久服耳目聪明。"《药性歌括四百味》记载："薯蓣甘温，理脾止泻，益肾补中，诸虚可治。"

山药作为常用的补益中药，有着良好的补虚作用，性温，能够平补肺、脾、肾三脏，益气养阴，补脾肺肾，固精止带。可以用于治疗脾虚食少、肾虚带下、遗尿等病，适合脾胃虚弱、久病体虚及年老体弱的人服用。

秋冬季饮食应注重补阴，可以用山药做一道美味的玫瑰山药泥补脾解郁，先将山药去皮切片，放入电饭煲中蒸熟，同时将玫瑰花瓣掰成碎片备用，再用勺子将山药碾压成泥，倒入花碎，加炼乳，拌匀，裱花即可。

肾为"先天之本"，脾胃为"后天之本"，作为药食同源的药物，山药能够同时补养先天和后天，这是较为珍贵的，所以也被称作"神仙之药"。不过，山药虽好，也要注意辨证，由于山药有补阴作用，湿盛、湿热者不宜多服，另外山药有一定的收敛之性，便秘的患者不宜服用。

52. 肉苁蓉

肉苁蓉，又名"大芸""苁蓉""地精""金笋"，是极其名贵的中药材，素有"沙漠人参"之美誉，历史上就有记载其被西域各国作为上贡朝廷的珍品。苁蓉呈扁圆柱形，稍弯曲，表面棕褐色，或灰棕色，全身有瓦状排列的肉质鳞片。味甘，微温，主治身体五劳七伤，具有调五脏，滋阴养精，使人精力旺盛的作用。有方书说它治"男子绝阳不兴，女子绝阴不产"；《神农本草经》将它与补元气、安神生津的世间良药人参并列为上品。正因为它补性和缓，才有苁蓉（从容）之称。《药性歌括四百味》中称其：

"苁蓉味甘，峻补精血，若骤用之，更动便滑。"此外，因为苁蓉甘而质润，还可润肠通便，常用于治疗血虚、肠燥干枯的大便秘结。

　　传说中，肉苁蓉是天神派神马赐给成吉思汗的神物。历史上著名的"十三翼之战"是铁木真（成吉思汗）统一蒙古草原各部时的一场重要战役，铁木真的结拜兄弟札木合，因嫉恨铁木真的强大，联合泰赤乌等十三部共三万人，进攻铁木真。铁木真得报后，集结部众三万人，组成十三翼（营）迎敌。双方大战，铁木真失利，被围困于长满梭梭林的沙山，饥渴难耐，筋疲力尽。札木合俘虏了铁木真的部下后，当众残忍地将俘虏分七十大锅煮杀，激怒了天神。天神派出神马，神马一跃到成吉思汗面前，然后仰天长鸣，将精血射向梭子树根，梭子树下便生出了很多圆柱形的植物根块，成吉思汗与部将们吃了根块，神力涌现，冲下沙山，一举击溃了札木合部落，为统一蒙古奠定了基础。

　　近年来，由于生长环境的恶化加上私挖滥采，苁蓉的数量已减少到濒危的状态。值得一提的是，在我国河北沧州一带的沙质河滩上，模仿种植野生苁蓉获得了突破性的进展，因为这样的沙质土壤要远远优于自然野生的沙漠地带，其苁蓉品质十分出众，生活中我们可以认准购买哦。

53. 牡　蛎

　　牡蛎为牡蛎科动物近江牡蛎、长牡蛎或大连湾牡蛎等的贝壳，全年可采集。取得后，去肉、取壳、洗净、晒干。牡蛎药用分为生用和煅用，《药性歌括四百味》中记载"牡蛎微寒，涩精止汗，崩带胁痛，老痰祛散"，生牡蛎具有潜阳敛阴，涩精止汗，软坚化痰的作用，常用于治疗惊悸失眠，眩晕耳鸣，瘰疬痰核，自汗盗汗，遗精崩带，胃痛泛酸；煅牡蛎收敛固涩，用于自汗盗汗，遗精崩带，胃痛吞酸。

牡蛎还有一个非常重要的作用，就是重镇潜阳。

古时有一王姓郎中，云游四海，到处行医。这半年来，王郎中一直在蓬莱附近行医。时值盛夏，外出行医的王郎中走在海边吹着海风欣赏着美景，忽然乌云密布，电闪雷鸣，风雨交加。一场大雨将王郎中浇了个透彻，然而这并没有影响王郎中的好心情，他甩甩衣袖，继续赶路。

没走几步，王郎中看到前面不远处池塘边，有位老翁坐在塘边哭泣。

热心肠的王郎中快步走上前，问道："老人家，为什么在这里哭啊？"

那老翁抬起满面愁容的脸，看见被淋得湿透依然自在的王郎中，心中纳闷，这人怎么不知愁苦，遂问道："你是什么人？"

王郎中答道："我是云游四方的郎中，你可是家中有人病了，说来听听，说不定我能帮上忙呢！"

老翁摆摆手，看着池塘里翻着的一片片白白的鱼肚子，叹气道："我家中无人生病，可我这塘中养的鱼全死了。这已经是今年第三次了！怕不是蓬莱山上的仙人降罪啊！跟你说了你也不懂，你是医人的大夫，怎么能救我这鱼？"

王郎中围着鱼塘转了几圈，又与老翁交谈才知道，原来老翁是附近渔村的。以前渔村都是靠出海打鱼为生，可是出海打鱼危险重重，总有人丧生大海，不知哪个聪明的年轻人想着在海边圈起池塘养鱼，这样就可以避免人丧命海中了。刚开始时这法子确实很好，可好景不长，自从夏天到来，每逢雨天，鱼就会死去。村民都以为是没有活人献祭大海，仙人怪罪了，使雨水有毒。

王郎中知晓缘由后，略思索，对老翁说道："虽然我是郎中，说不准还真能治你的鱼病！每次让鱼塘的鱼死而下的雨是不是都伴有雷电？"

老翁回想片刻，答道："确实如此！"

王郎中给老翁出主意："我有一办法，可以救你的鱼，你去海里抓来牡蛎，同你的鱼一起养在塘里，之后下雨你的鱼就不会死了！别不信我，你且试试！"

老翁抓了牡蛎放在了池里，并把这个办法告诉了村里的人，总有信的人去抓牡蛎养在池里。

一段时间过去了，这天又是电闪雷鸣，狂风大作，王郎中记着这件事情，行医途中特意来到渔村，在池塘边又见到老翁。这次老翁满面笑容，告诉王郎中，他的鱼一条都没有死，凡是捉牡蛎放在池中同鱼一起养的，鱼都没有死。他们直问王郎中是不是神仙。

王郎中解释道："神仙那只是传说，你们要多谢这牡蛎啊！"

原来牡蛎有重镇潜阳的作用，可以安神，圈养的鱼长期生活在海里，没有被圈养的习惯，下雨的时候电闪雷鸣，鱼是被吓死的，鱼同牡蛎一起养之后，有安神的作用，鱼就不会被吓死了。

54. 桑　椹

相传西汉末年王莽篡位，太子刘秀起兵讨伐王莽，立志光复汉朝。可在幽州附近败给王莽手下大将苏献，只能躲在废弃的砖窑内。因为负伤，刘秀晕倒在砖窑内，醒后只觉又饥又饿，他忍着伤痛往砖窑口爬，希望找点食物果腹，待爬到一棵长着硕大树冠的大树下时，他再也爬不动了，便仰面躺在树下，伸手擦去额上汗水，又大口喘着粗气。此时一阵风吹过，恰巧树上一颗熟透的果实落入刘秀口中，刘秀一惊本想吐出，可甜滋滋的味道瞬间在口腔中弥漫开，刘秀顿时喜出望外，又随手摸来几颗吃下，之后便顾不得伤痛在身边找起果子来。

刘秀这样靠捡落果充饥度过了 30 天，待伤口痊愈便去寻自己的部队，他的大将邓禹也正带人找来，刘秀询问邓禹后得知此处叫前野场村，属大兴县。刘秀感慨道："邓将军替孤想着，待恢复汉室定封此树为王。"

10 年后，刘秀果然推翻王莽坐上皇位，但也忘记封树一事。一日梦中有一老叟向刘秀讨封，刘秀醒后猛然想起当年之事，随即命太监前去册封这棵桑树。谁知那太监在林中忘记刘秀描述的那棵树的形状和名称，只隐约记得有三棵树干笔直、果实香甜的树，可当他找到那几棵树时，天色已暗，且桑椹也已采摘完，只剩椿树果实挂在枝头，太监便糊涂地对着椿树宣读圣旨，匆匆离去。

封王的椿树高兴得手舞足蹈，那曾经救驾的桑树却被气得肚肠破裂，旁边那棵平时因自己的平庸而遭白眼的青杨却幸灾乐祸的将那硕大的叶子摇的哗哗作响。可真是"桑树救驾，椿树封王，气得桑树破肚肠，旁边笑坏了傻青杨"。

在中药世界里，存在着一些药材同源同宗，但分属不同位次、不同类别，全身皆药而各不同效的现象，桑便是其中之一。桑树通身皆可入药，今天我们要说的便是药食同源的桑椹。在《药性歌括四百味》中记载："桑椹子甘，解金石燥，清除热渴，染须发皓。"桑椹味甘、酸，性寒，归心、肝、肾经，具有补肝益肾、生津润肠、止渴解毒、祛斑、延年益寿与改善失眠多梦等功效，其中所含有的黑发素，可以促进黑发生成，使头发乌黑光亮。桑椹干中有铁元素及维生素，对于补血也有较大益处。桑椹虽好，但因其性寒，脾虚便溏者慎用；此外，桑椹属于含糖量高的水果，糖尿病患者或血糖异常者应忌食。

说到药食同源，桑椹除了可以生吃，还常被用来酿成"桑椹酒"。桑椹酒属于古老的果酒，具有滋补、养身之功效。桑椹酒含有丰富的花青素、白藜芦醇、氨基酸、维生素等生物活性成分和营养物质。饮用桑椹酒，不但可以改善女性手脚冰冷，更有补血、强身、益肝、补肾、明目等功效。桑椹酒里酒精含量虽然比较低，但毕竟还是含有酒精的，故不建议短期大量饮用。

55. 鸡内金

鸡内金是指鸡的砂囊内壁，系消化器官，用于研磨食物。该品为传统中药之一，用于消化不良、遗精盗汗（盗汗指睡着时汗出，睡醒了就无汗出）、遗尿、腹泻等症，效果极佳。《药性歌括四百味》指出："鸡内金寒，溺遗精泄，禁痢漏崩，更除烦热。"

民国年间，沈阳城西有个叫龚庆龄的人，胃脘有硬物堵塞，已经好几年了，饮食减少，感觉吃什么东西都"不能下行"，这种感觉很不舒服。他听说有个叫张锡纯的人医术高超，就登门求医。张锡纯认为这是因胃中有积，胃气难以下行，阻塞了气机的下降，于是开方子，鸡内金一两、生酒曲五钱。就这么个简单的方子，一共就两味药，鸡内金是食物，酒曲大家也熟悉，并不像是治病的药，大家也不相信能治病。但几剂以后，龚庆龄的堵塞感全消，病好了。

这其实就是鸡内金的消食化积作用。因为鸡内金中富含胃泌素，而胃泌素能够促进胃肠道的消化液分泌以及胃肠道蠕动，以提高胃的消化功能，因而鸡内金有着消食化积的功效。

在过去，小儿因为饮食不节，会出现一种病，名疳积，患这个病的孩子有瘦弱，肚子大，四肢青筋明显，头发成穗，喜欢吃泥土等症状，其中一部分孩子就是脾胃有积滞导致的，而鸡内金，就是治疗这个病的主要药物之一。《寿世新编》里面说，治疗小儿疳积，用鸡肫皮（勿落水，瓦焙干，研末）二十个，车前子（炒，研末）四两，二物和匀，以米糖溶化，拌入与食。

目前虽然小儿疳积不多见了，但是食积的孩子还是很多的，一般遇到这种孩子，往往只要在方子里面加入几克炒鸡内金，效果相当不错。

那么，鸡内金还有哪些作用呢？在张锡纯的眼里，鸡内金不但能消除胃中积滞，而且可以消除脏腑任何地方的积滞。例如，聚集在身体器官中的结晶盐，肾结石、胆结石等。除此之外，鸡内金还有收敛的作用，若是人体过于虚弱，从而导致体内的物质外泄，如体内的水液流失过多出现多汗多尿，血液流失过多出现崩漏等，内服鸡内金能有收敛的作用，以防流失过多；并且鸡内金外用有收敛疮口、止血生肌的功效，能用于伤口经久不愈、口腔溃疡等。

鸡内金作为药食两用之佳品，可用于食疗保健领域，以增进食欲，改善体质。张锡纯曾创益脾饼、期颐饼等用于食疗调理小儿脾弱、老人气虚。此外，鸡内金还可配薏苡仁、黄芪、茯苓熬粥服用，以健脾利湿补肾，调理脾肾。由此可见，鸡内金真是一味神奇的中药！

56. 鲤 鱼

在我国的江河湖泊中生活着一种鱼，因为其鳞有十字纹理，所以被称为鲤鱼。鲤鱼自古便为食之上品，其肉质鲜嫩，没有腥味，河南的"鲤鱼焙面""红烧黄河大鲤鱼"，山东的"糖醋鲤鱼"

等都是我国餐桌上的美食。

鲤鱼不仅美味，还有很高的营养价值。其蛋白质含量高，人体消化吸收率高，含有人体必需的氨基酸、矿物质、维生素 A 和维生素 D 等元素。它的脂肪多为不饱和脂肪酸，能最大限度地降低胆固醇，可以防治动脉硬化、冠心病等，因此，多吃鲤鱼有利于健康长寿。

《药性歌括四百味》中记载："鲤鱼味甘，消水肿满，下气安胎，其功不缓。"鲤鱼味甘、性平，有补脾健胃、利水消肿、下气安胎的作用。妇女怀孕胎动不安时，食用鲤鱼可以安胎；大人、小孩身体水肿时，食用鲤鱼可以消肿。鲤鱼一身都是宝，鲤鱼皮、鲤鱼鳞烧灰，用水冲服，可以治疗鱼骨梗喉；鲤鱼血涂在脸上，可以治疗口眼㖞斜；鲤鱼汤可治疗小儿身上疮疡。鲤鱼亦可作药膳，如鲤鱼猪蹄汤：鲤鱼 1 条，猪蹄 1 只，通草 5 克，煮汤食用，可治产后乳汁不下或乳汁缺乏；鲤鱼汤：鲤鱼 1 条，生姜、葱叶少许，煮汤食用，可治疗黄疸、胎动不安等症。

鲤鱼作为人们心目中的美好象征，在我国文化中更是有着特殊的含义。民间剪纸、年画上有鲤鱼，象征着年年有余、吉庆有余。民间传说"鲤鱼跳龙门"的故事更是告诉我们要逆流而上，努力奋斗。传说黄河孟津的鲤鱼听说龙门风光好，想去参观，它们顺着伊洛河逆流而上，来到龙门，这里波浪滔天，大家纷纷跳跃，想要翻过去，但都失败了，额头上也摔出了一道黑疤。此时，只见一条红鲤鱼纵身一跃，跳到半天云里，一团天火从身后烧着了它的尾巴。但它忍着疼痛，越过龙门山，落到湖水中，变成了一条巨龙。所以唐代大诗人李白在《赠崔侍御》诗中写道："黄河三尺鲤，本在孟津居，点额不成龙，归来伴凡鱼。"

57. 藕（藕节）

在湖南、湖北、江苏等地湖沼池塘中，生长着一种特殊的植物——莲。莲，又名莲藕，因为地下茎色白，故小名叫白茎。莲藕一身都是宝，各部分名称不同，均可供药用，莲的柄名荷梗，叶名荷叶，花蕊名莲须，果壳名莲蓬，果实为莲子，其中的胚芽名莲心，莲的地根茎名藕。

陈志岁《咏荷》诗："身处污泥未染泥，白茎埋地没人知。生机红绿清澄里，不待风来香满池。"莲的根茎深植于淤泥之中，但它的花叶却纤尘不染，故有"出淤泥而不染"的美誉。每到秋冬时节，农民伯伯都会排干积水，将莲的根茎挖出来，切下节部，洗净，晒干，这就是中药藕节的由来。由于生长在寒凉的积水淤泥中，所以藕节有清热凉血止血的作用，可以治疗吐血、咯血、衄血等出血疾病。据说明朝时期一名男子患了血淋病，疼痛难忍。著名医学家李时珍用藕汁调服头发灰，治愈了他的疾病。清代的医家吴鞠通还将藕汁与梨汁、荸荠汁、鲜苇根汁、麦冬汁同用，组成五汁饮，治疗温热疾病造成的口干渴。此外，藕还有除烦止呕、生津止渴的作用，对于酒后干渴、呕吐等症有很好的治疗作用，可以帮助消除醉酒症状。《药性歌括四百味》所言"藕味甘寒，解酒清热，消烦逐瘀，止吐衄血"，很好地概括了藕的药理作用。

作为一个"宝藏"植物，藕的食用价值更为广大"吃货"所称道！藕含有丰富的蛋白质、维生素 B、维生素 C 以及铁、钾、锌等微量元素，常吃可以增强营养，预防缺铁性贫血。藕节里面含有非常丰富的膳食纤维，能够促进肠胃的蠕动，帮助我们的身体排出毒素和废物，促进人体的消化、吸收功能。莲藕是我们餐桌上的一道美食，细嫩甜脆，满口生香，蒸、炸、煎、煮、煲等烹饪方法均可以制作，莲藕炒肉、炒藕片、糖醋藕条、凉拌莲藕、莲藕排骨、桂花糯米藕等，真是百吃不厌。

58. 龙　眼

中药龙眼就是我们常吃的桂圆肉干。龙眼被称作是华南四大珍果之一，果供生食或加工成干制品。果实成熟期为7—8月，鲜果呈黄褐色，富含营养，自古受人们喜爱，更视为珍贵补品。龙眼药用始载于《神农本草经》，性温，味甘，具有补益心脾、养血安神的功能。主治气血不足、心悸不宁、健忘失眠、血虚萎黄等症。《药性歌括四百味》记载："龙眼味甘，归脾益智，健忘怔忡，聪明广记。"也提到龙眼有很好的补益心脾，安神益智的功效。

据传，有一位姓钱的员外，带领当地百姓修坝筑堤，种田养鱼，不出几年，就建成安居乐业的鱼米之乡。钱员外在当地德高望重，但遗憾的是，他结婚多年仍然膝下无子，很是着急。终于，钱员外在五十三岁时得了个儿子，一家人喜出望外，把儿子视为掌上明珠，娇生惯养，百依百顺，盼其健康成长，继承父业，光宗耀祖。可事与愿违，也许是由于先天不足加上后天娇生惯养，钱员外的儿子长得又瘦又小，还经常发热、咳嗽，弱不禁风，明明才十岁，看上去却像个四五岁的孩子。为此，钱员外求医问药，请遍名医郎中，尝尽民间偏方，可儿子的身体就是强壮不起来。有一远房亲戚李夫人闻讯，千里迢迢地从远方前往钱府，好心地对钱员外说："龙眼能治虚劳羸弱，若贵公子要强身健体，我看非吃龙眼不可呢。"

钱员外不解地问："这么有效吗？"李夫人解释说："当年哪

吒打死了东海龙王的三太子，还挖了龙眼。这时，恰好有位叫海子的穷人家孩子因缺乏营养，身体羸弱，常常患病，经调补多月仍不见好转。哪吒闻讯便立即把龙眼给海子吃了。海子吃了龙眼之后，不仅身体强壮起来，不再患病，而且渐渐地长成了个彪形大汉，结婚后生了十三个龙凤，自己也活到一百三十多岁。海子仙逝后，他的坟上长出一棵龙眼树，树上结满了龙眼。东海边上的百姓闻讯后，纷纷前去摘取龙眼，食肉后以核种树。此后家家户户都种龙眼树，食龙眼肉，因而个个都身强体健，不患疾病。"钱员外听罢大喜，立即命人去东海边采摘了大量的龙眼，连续一个月天天给儿子吃，还把吃不完的龙眼取肉晒干，时时让儿子进食。后来，钱员外的儿子身体渐渐地变得强壮起来，后来在钱员外的教诲下学文习武，并考取功名，成为一名像父亲一样热心为百姓谋福祉的好官员。龙眼的补益强壮作用可见一斑。

龙眼虽好，但由于含糖较高，糖尿病患者不宜多食，且龙眼性热，易助热上火，体内有火如肺火、胃火、肝火旺等人不宜吃龙眼，患有皮肤病的人也不宜吃。龙眼会助火化燥，阴虚内热、痰湿体质的人不宜吃，孕妇大多阴血偏虚，阴虚会滋生内火，所以孕妇也不宜吃龙眼。

59. 莱菔子

莱菔，古称芦菔，即当今市面常见的白萝卜。莱菔子是白萝卜的成熟种子，全国各地均产。在传统谚语里，有"冬吃萝卜夏吃姜，不劳医生开药方"之言，可见其具有很高的营养价值。

历史上，我国古代人民很早就发现了莱菔药食两用价值，并在最早的辞典《尔雅》中，特意分出一个词条予以解释。发现莱菔功效的过程或许可以从其名称中略窥一二。相传在上古时期，气候多变，旱涝无常。百姓的生活十分艰苦，谷物收成惨淡，每天只能以简单的草根树皮混合麦麸充饥。村长不愿一代又一代人在温饱线上苦苦挣扎，于是下定决心带领大家移居到更富饶的中原地区。出发之时，村长用布小心翼翼包好家乡的一捧泥土，用来寄托对故乡的思念。他们历经风雨坎途，穿过山谷溪流，最后终于到达了朝思暮想的中原地区。

这里土地肥沃，水草丰茂，气候温暖，雨水充足，无论播撒什么种子，都能收获满满。百姓们高兴极了，老村长也十分欣慰，将故乡带来的土壤埋在地下，和大家一起投入到勤劳的耕种之中。一年很快过去，他们确实改善了生活条件，不仅能吃到小麦，那时候叫"来"，还吃上了大麦，即"麰（móu）"，甚至还有丰富的肉类。骄奢淫逸之风渐渐盛行，他们日复一日、不加节制的暴饮暴食，很快就酿成了恶果。村子里不少人都患上了腹胀之病，自觉腹中撑胀，大便难通，口中秽气难闻。有些人甚至没有了食欲，看见米面就想呕吐痰液，甚是苦恼。

如何缓解村民病痛的问题摆放在村长面前。这一天他一边沉思一边漫步，刚好看见从家乡带来的土壤附近长满了一种植物。他品尝了一下，发现这种植物十分爽口，服用后肚子里仿佛有气体推动，十分舒服。原来来自家乡的食物就是解药，村长连忙摘取了这些根茎，煮了一大锅水给大家喝。效果确实神奇，大家都感受到一股气体缓缓移动，也不知是谁放出来第一声，一阵此起彼伏后，村民们胸膈的胀满感消失，身体也恢复正常了。村长教育民众，这场病痛都是他们在饮食上太过于贪婪，对自己的欲望不加以节制所致，必须牢记教训，不忘艰苦朴素的根本。因为这种植物能令"来""麰"服从消化，于是称呼它为"来服"，流传为莱菔。

《药性歌括四百味》记载："莱菔子辛，喘咳下气，倒壁冲墙，胀满消去。"莱菔子的确具有健胃消食、下气化痰的功效。其作用之强，犹如推倒墙壁后的冲击之势，能将宿食积滞排出肠道。除了消化不良外，莱菔子还可以治疗咳嗽痰多之病。《韩氏医通》中记载"三子养亲汤"：紫苏子、白芥子、莱菔子三味就用于治疗老年痰多疾病。

然而莱菔子虽好，也不可过量食用，多服则让人乏力。因此，莱菔子常与温补之品共同服用，效果为佳。

60. 砂　糖

砂糖分赤砂糖和白砂糖，主要成分都为蔗糖，颜色不同主要是因生产加工工艺不同。其中，赤砂糖在我们生活中又多被称为红糖。现代化学分析发现，除了蔗糖，赤砂糖还含有氨基酸、铁、镁、锌等微量元素。我们平时在吃砂糖的时候能尝到甜味，就是上述成分中的蔗糖等带来的效果，甜甜的味道可以给我们带来快乐。

身体中的细胞也像我们一样，喜欢甜甜的砂糖，当"吃到"砂糖后，它们便变得活跃起来，成长得也更快。当红糖遇上温热的水，水的温热和蔗糖的能量，可以使人体血液循环加快，从而产生大量热量，因此红糖水可以用于易体寒的人群。另外红糖中还含有丰富的铁元素，可以刺激人体产生血红蛋白，改善贫血。《药性歌括四百味》记载："砂糖味甘，润肺利中，多食损齿，湿热生虫。"

虽然砂糖的好处多多，但它也是蛀虫们的最爱。如果我们吃得过多，或是吃完后不及时刷牙，嘴中的蛀虫便会越来越活跃，导致蛀牙。而我们生活中的小虫子也一样，无法拒绝砂糖的诱惑，所以存放过久，或者是存放不当的砂糖，里面便会慢慢长出小虫子，这时候的砂糖就不应该再继续食用了。此外，糖尿病患者因血糖过高，不适于直接食用砂糖，平时应用甜味剂替代。所以，砂糖虽好，但也要按情况食用哦。

61. 麻 油

麻油，即芝麻油，是从胡科植物芝麻种子中榨取的脂肪油，亦称胡麻、油麻、巨胜、脂麻、香油等，富含蛋白质、芝麻素、维生素 E、卵磷脂、蔗糖、钙、磷、铁等矿物质，是一种营养极为丰富的食用油。

中医学认为麻油药味甘、凉，具有润肠通便、解毒生肌之功效。《本草纲目》记载："有润燥、解毒、止痛、消肿之功。"《名医别录》载："利大肠，胞衣不落。生者摩疮肿，生秃发。"在临床上，还会使用麻油来煎熬膏药，有促进伤口愈合、止疼痛、消痈肿、补皮裂的作用。《药性歌括四百味》中提到："麻油性冷，善解诸毒，百病能治，功难悉述。"麻油内服可润肠、润肺；外用作为软膏及硬膏基质。当作外敷用时，如烫伤、烧伤、疮等，用麻油和（拌）药（粉状），敷在患处，不干不裂，伤口就会迅速愈合。

纯麻油中含有丰富的维生素 E，具有促进细胞分裂和延缓衰老的功能；含有非常丰富的亚油酸、棕榈酸等不饱和脂肪酸，容易被人体分解吸收和利用，以促进胆固醇的代谢，并有助于消除动脉血管壁上的沉积物进而起到保护血管的作用。

在日常生活中，有几类人员可以注意活用麻油以保护健康：一是习惯性便秘患者，早晚空腹喝一口纯麻油，能起到润肠通便的效果；二是有抽烟习惯的人，经常喝点纯麻油，可以减轻烟对牙齿、牙龈、口腔黏膜的直接刺激和损伤，以及肺部烟斑的形成；三是嗜酒的人，饮酒之前喝点纯麻油，对口腔、食管、胃贲门和胃黏膜起到一定的保护作用；四是慢性鼻炎患者，用消毒棉球蘸取香油涂于鼻腔患处，能起到很好的缓解鼻塞等效果；五是用嗓较多的人，常喝纯麻油能增强声带弹性，使声门张合灵活有力，对声音嘶哑、慢性咽喉炎有良好的恢复作用。

62. 白　果

"等闲日月任西东，不管霜风著鬓蓬。满地翻黄银杏叶，忽惊天地告成功。"（葛绍体《晨兴书所见》）秋季的北京街头，金黄色的银杏叶翩然翻飞，装点天地，带来深秋寒意来袭之前世间最灿烂的景色。

银杏的果实，也被称为"白果"，金秋季节采摘、去皮、晒干之后，就成了中药白果，有十分出色的药用价值。《药性歌括四百味》载："白果甘苦，喘嗽白浊，点茶压酒，不可多嚼。"说明了白果甘苦涩，平，有毒的性味。《本草纲目》载白果："熟食温肺益气，定咳，缩小便，止白浊，生食降痰，消毒杀菌。"可见其能敛肺气，定喘嗽，止带浊，缩小便，对于喘咳、遗精、遗尿、疮疡肿毒等病症都有很好的治疗效果。

作为一味"药食同源"的代表药材，白果也常常出现在我们的餐桌上，作为味道和功效俱美的佳肴。早在宋代，白果就被列为皇家贡品，烤制白果外壳黄焦，种仁晶莹透明，味道鲜美滑腻。北宋诗人杨万里把烤白果描述为"深灰浅火略相遭，小苦微甘韵最高，未必鸡头如鸭脚，不妨银杏伴金桃。"

如今，白果已经不是皇家专享的高贵食材，天南地北的人们都可以享受到它的美味，不论是经过简单蒸煮烤制，还是做成糖水饮料，甚至与笨鸡、老鸭、山珍海味搭配料理，都能完美展现出自己的独特风味。

但是，正如《药性歌括四百味》中"不可多嚼"四字警告的一样，白果含有微量氰化物，据《滇南本草》载："多食壅气发胀而动风。小儿多食，昏迷发惊，引疳积虫出。同鱼腥食发软。"一旦多食，可能出现呕吐、昏迷、嗜睡、体温升高、呼吸困难，及腹痛、腹泻等症状。特别是儿童，食用10颗即有死亡的危险。因此，在日常食用白果的过程中，一定要保证熟食，并且注意挑选没有发芽、霉变的白果。只要注意用量，精心烹饪，白果一定能够为我们的餐桌增光添彩，为我们的健康锦上添花。

63. 胡桃肉

"掌上旋日月，时光欲倒流。周身气血涌，何年是白头。"这是乾隆皇帝手把文玩核桃而作的诗。乾隆皇帝终年89岁，是我国历史上实际执掌国家权力最长的皇帝，也是最长寿的皇帝，这首诗一语道破其长生的密码。

胡桃肉，就是我们现在常吃的核桃仁，它与扁桃、腰果、榛子一起并列为世界四大坚果。之所以有个胡字，是因为它不是中原土著，而是汉武帝时期由张骞从西域带回，自此在我国广泛种植。公元319年，石勒占据中原，建立后赵。石勒是入塞的羯族人，隶属于匈奴，因其忌讳"胡"字，下令说话写文章不准出现"胡"字。因此"胡桃"改名为"核桃"，延续至今。

从外形上看，核桃有明显的沟回并分为两个半球，酷似人的大脑。另外，中医学认为核桃将其最宝贵、最精华的种仁包裹在坚硬的果壳下，果仁甘润，富含油脂，加以长时间实践，认为核桃的确能够健脑益智，并且能够补肾乌发，润肠通便。现代科学实验也证实了核桃含有较多的蛋白质及人体营养必需的不饱和脂肪酸，这些成分是大脑组织细胞代谢的重要物质，因此具有改善学习记忆的功能。此外还含有大量维生素 E，经常食用可以让皮肤滋润光滑、富有弹性，头发乌黑亮丽。中医学以形补形的思想影响深远，经过不断地筛选验证，有一部分内容是符合这个学说的。

核桃仁可以鲜吃、生吃，味道甘美，也可以做成核桃酥点心，酥脆绵甜；可以炒菜或者煮粥，还可以榨汁磨浆或者加上阿胶、大枣、芝麻、黄酒做成膏秋冬进补。吃法各异，味道也不尽相同。

《药性歌括四百味》提到："胡桃肉甘，补肾黑发，多食生痰，动气之物。"核桃性质偏于温热，富含营养，因此体质偏热如口干喜凉、面红目赤、烦躁易怒的人群和消化能力不良的人群不适合食用。

64. 梨

梨是我国传统嘉果，栽培历史 3000 年以上。《西京杂记》里就有"上林宛有紫梨、青梨、大谷梨、细叶梨、紫条梨及瀚海梨"的记载。在历史的长河中，也诞生出许多歌颂梨花的诗句，流传许多与梨有关的故事。

传说很久以前，一位书生得了一种怪病。为此，他四处求医。不料那些医生不知他得的什么怪病，个个摇头。一位名医见了说:"你热症已极,气血消耗已尽,我也没方法救你了。"书生听后,心如死灰,返回家中,打点后事。途中,遇一道人,道人见他郁郁寡欢,问及原因,书生将实情和盘托出。道人听后,给书生把了脉,嘱咐他每日吃一个生梨,如季节已过,则改用梨干泡汤,然后食尽梨渣,并说坚持一年,疾病自去。书生随即按道人吩咐,每天吃一个生梨。如此冬去春来,一年很快就过去了。书生自觉身体不适已经完全消失。于是复拜当初说他必死的明医。明医看到他后惊异不止。只见书生神清气爽,哪有身染重疾之相。

在《北梦琐言》中也有记载一则与梨有关的故事,有一位在朝廷做官的人,患上一种叫"消渴"的疾病,有口渴、多尿、日渐消瘦的表现,他朝中找名医梁新诊治没有改善,后又找到陕西富县的赵鄂医治,赵鄂只给他开出"秋梨"一味药,让他尽情吃秋季采收的梨,一段时间后果然症状大减,最后竟然痊愈了,朝中得知此事后,十分认可赵鄂的医术,故将他招入宫中为医官。

梨不仅是水果中的佳品,也是治病的良药,几千年来,中医学一直将其用于生津、润燥、清热、化痰。在《药性歌括四百味》中记载:"梨味甘酸,解酒除渴,止嗽消痰,善驱烦热。"梨味甘寒微酸,可用来缓解咳嗽少痰或干咳无痰、痰黏,同时还可兼见咽干鼻燥、口干唇裂等秋燥伤肺的症状。

这里再给大家介绍一道美味的"百合银耳秋梨粥"。材料:鲜百合50克,银耳10克,秋梨50克,大米100克,冰糖适量。制法:将百合洗净切碎,银耳用温水泡发后切碎,秋梨切小块,与大米同煮为粥,加入适量冰糖调味即可。功效:滋阴润燥,健脾补肺。

65. 榧子

"彼美玉山果，粲为金盘实。瘴雾脱蛮溪，清樽奉佳客……"这首诗是北宋文学家苏东坡在徐州送别友人席上见到榧果时，情不自禁、欣然而歌下的作品。意思是说盘中黄灿灿的美食，是来自南方云雾山中的香榧。以此为君饯行，临别赠言亦不逊于送你琼琚玉佩。香榧的好处不但苏东坡知晓，李时珍更是一直称赞其"有美食而木有文采"，他认为香榧材质肌理流畅，木纹直顺，犹如华采斐然的通达文章，文采耀世，故取其斐义而名。

香榧为红豆杉科香榧属的常绿乔木，为我国特有树种，多生于排水良好的沙质土壤，背阴山坡及湿润山谷绿林内。榧树生育期长，生长极慢，实生幼树30年方能开花结实。正常情况下，持续结实能力可达百年、数百年甚至千年。故有"三十年开花，四十年结果，一人种榧，十代受益"之说。而香榧子香结实的规律则是"年年孕花，年年果熟，三代同堂，循环不已"。

就是这样一种卓尔不群的树木，其子即香榧子（榧子）还有驱虫杀虫之效。《药性歌括四百味》称其"主疗五痔，蛊毒三虫"，李时珍亦发现"榧子杀腹间大小虫，小儿黄瘦有虫疾者宜食之"。换用现在的话来说，就是榧子可用于钩虫、绦虫、蛔虫等虫积腹痛，小儿疳积等多种肠寄生虫病。如果配伍使君子、大蒜瓣同用，则疗效更佳。因其杀虫而不伤气血，所以近代认为榧子优于其他杀虫药。除此之外，榧子还有很高的经济价值，其种仁含油量超过芝麻和花生，并富含蛋白质、葡萄糖及碳水化合物等。种仁油可以作为营养丰富的高级食用油。因其滑润，也可以用来润燥通便，润肺止咳等。

66. 竹　叶

"斑竹枝，斑竹枝，泪痕点点寄相思。"（刘禹锡《潇湘神·斑竹枝》）从小到大，我们学习了太多历代诗人歌颂竹子的诗词，但是你知道吗，竹叶还是一味常用的中药呢。

相传，建安 19 年，曹操独揽大权，在朝中威势日甚，此时刘备已取得了汉中，羽翼渐丰，在诸葛亮的建议下，发兵声讨曹操。先锋即是张飞与马超。两人兵分二路，张飞一路兵马到巴西城后，即与曹操派来的大将张郃相遇。张郃智勇双全，筑寨拒敌。张飞急攻不下后，便指使军士在阵前骂阵。张郃不理，在山寨上多置檑木炮石，坚守不战，并大吹大擂饮酒，直气得张飞七窍生烟，口舌生疮，众兵士也多因骂阵而热病烦渴。

诸葛亮闻知后，便派人送来了 50 瓮佳酿，并嘱咐张飞依计而行。酒抬到了阵前，张飞吩咐军士们席地而坐，打开酒瓮大碗饮酒。有细作报上山寨，张郃登高一看，果然如此，恶狠狠地骂道："张飞欺我太甚！"传令当夜下山劫寨，结果遭到惨败。原来张飞使的是一条诱敌之计，他们白天在阵前喝的不是什么佳酿美酒，而是诸葛亮派人送来的一种中药汤：淡竹叶汤，既诱张郃上当，又为张飞和众军士们解火治病。

《药性歌括四百味》记载："竹叶味甘，退热安眠，化痰定喘，止渴消烦。"竹叶是禾本科植物淡竹的叶，有清热除烦、生津利尿的功效，主要作用是治热病烦渴、小儿惊痫、咳逆吐衄、面赤、小便短赤、口舌生疮等疾病。

67. 绿　豆

　　绿豆，即"青小豆"，是一种耳熟能详的食物，全国各地均产。绿豆作为一种豆类，富含大量的优质植物蛋白以及钙、磷、铁等矿物质，是理想的食物营养来源之一。绿豆薄薄的外衣是它的精华所在，也是它独一无二的象征。

　　它不仅见于百姓生活中的菜篮子，也时常出现在医生的药罐子里。相传春秋战国时期，名医扁鹊周游天下，为贫苦大众治病消灾。有一年夏天，他来到了南方楚国。楚国国内遍布河流，降雨量大，环境潮湿闷热。扁鹊出了满身大汗，十分乏累，于是走到一户村落，准备歇一歇脚。村落里十分安静，扁鹊感到很奇怪，于是挨家挨户地敲门。终于，一扇门缓缓打开，一位少女走出来迎接。经过简单的接待后扁鹊得知，现在正值战争期间，楚王强征农税，要他们缴纳更多的粮食。村民们一旦反抗就被士兵打伤，无奈只好冒着酷暑去农田里干活，期盼有个好收成。扁鹊听了感到无奈，于是转而问被打伤之人的伤势。少女这时候忍不住哭了出来，原来她的父亲就是被打伤之人。现在天气炎热，伤口感染难以愈合，她的父亲也几近昏迷。扁鹊轻声安慰了少女，决定进屋为其父亲施治。

　　扁鹊观察到患者的伤口周围开始化脓，挤压后流出不少血水，病情之重显而易见。扁鹊询问少女，她的父亲清醒时说过哪些话。少女在一旁回想起父亲昏迷前一直口中喊渴，不断索取凉井水。听到这里，扁鹊心里已经定下治疗思路。他嘱咐少女取出家中绿豆，煮成一大锅水，另外再将少许绿豆磨成粉末备用。扁鹊将绿豆粉撒在伤口周围，再伺服绿豆水给少女父亲。等到傍晚时分，少女的父亲真的醒了过来。他口中直言十分清爽，少女将救治过程一五一十地告诉了父亲，父亲对扁鹊十分感激。恰巧务农回来的百姓也来看望少女父亲，没想到病情好转如此迅速。扁鹊十分谦逊，建议大家一同服用剩余的绿豆水。在场的人喝下绿豆水后，感觉全身轻松畅快，忙碌一天的酷热仿佛一下就烟消云散了，众人直夸扁鹊医术高超。第二天早上，扁鹊离开了村庄，但是他遗留下来的绿豆解暑热、疮毒的方法一直流传了下来。

喝绿豆水解暑热的办法今日仍然有效，让人不得不佩服先辈的聪明睿智。《药性歌括四百味》中说道："绿豆气寒，能解百毒，止渴除烦，诸热可服。"一般被认为归心、胃经，具有清热解暑、利水消肿、解毒的功效。绿豆解毒可以分为两种：其一能解疮疡之毒，其二能解药食之毒。古籍中认为绿豆可以解草木、金石、砒霜之毒，现代研究也表明，绿豆可以治疗药物性肝炎、酒精中毒、安眠药中毒、有机磷农药中毒等。因此，绿豆确实有"解百毒"之功效。

在此也提醒各位读者，正常服药期间一般不适宜食用绿豆，以免降低疗效。此外，绿豆性凉，不适宜脾胃虚寒，慢性腹泻之人服用。

68. 川椒（椒目）

花椒，以其气香、味辛、麻辣，赢得了人们的喜爱，为辛辣味香料的主要原料之一，它不仅是宴上美味佳肴不可缺少的调料，也是人们日常饮食生活中必需的调味品。

花椒在食用和药用上历史悠久，早在公元 2000 年前，我国就用酒浸花椒制成椒浆，用来祭祀祖宗，送神迎神，驱邪辟疫。春秋战国时期，楚国一带，在农历新年时，民间有饮用椒酒的风俗，《四民月令》载："过腊一日谓之小岁，拜贺君亲，进椒酒从小起……服之令人身轻不老。"《荆楚岁时记》亦载："俗有岁滔用椒酒，椒花闻香，故采花以贡樽。"《药性歌括四百味》中记载："川椒辛热，祛邪逐寒，明目杀虫，温而不猛。"

我国考古工作者在固始侯古堆一号墓中，发掘出一精制的铜盒，盒内盛有颗粒完好的花椒，据考古专家分析和推测，此墓约葬于春秋战国末期，墓中花椒作为香料或药物而被葬入墓坑。2000多年前的《神农本草经》，将药物分为上、中、下三品，其中就把花椒列为下药，并说："下药除病，能令毒虫不加，猛兽不犯，恶气不引，众妖恶辟。"由此可见，2000年前的古人，已将花椒作为杀虫、防腐、防霉、防潮、防湿的药物，应用于保护尸体，以免尸体被毒虫所蛀，阴地湿气所腐。

更有趣的是，在封建社会中，花椒还成为皇帝妃子的专用品，据史书记载：汉成帝微服出访，在其姐家中遇到一位绝代佳人赵飞燕，赵轻盈善舞，婀娜多姿，成帝一见倾心，将其纳入后宫，封为婕妤，后册封为皇后，她一心想为成帝生个太子，但久久不孕，经御医诊断，系因风寒入里，宫冷不孕，成帝令人在宫内用花椒涂满四壁，取其室温气正，《汉管仪》载："皇后称椒房，取其实蔓延；外以椒涂，亦取其温。"此后，皇后之宫有椒宫、椒房之称。当然，现在我们无法用花椒涂满整个墙，但我们可以将花椒放在纱布包里，放入锅中加水煎煮，再将花椒水倒入足浴盆，水量以没过足踝为佳，每晚睡前泡洗10～15分钟，以微微汗出为度，也能起到驱寒除湿的作用，特别是在南方，冬天较为寒湿，用花椒水泡脚来抵抗严冬的寒湿是一个非常不错的选择。

69. 胡 椒

本节我们来给大家介绍一个药食同源的植物：胡椒。

胡椒原产于东南亚，大约在汉代由阿拉伯人经丝绸之路将胡椒带入我国，现在主要分布在我国纬度较低的省份。物以稀为贵，随着时间推移，在唐代，胡椒受到了上层权贵的追捧，一度价比黄金。我们都知道在我国古代把西方或者北方传入的东西命名时，通常会加个"胡"姓以示舶来品，又因为这个植物与辣椒一样具有辛辣刺激的味道，故被命名为"胡椒"。

在《药性歌括四百味》中记载："胡椒味辛，心腹冷痛，下气温中，跌仆堪用。"概括了胡椒具有温中止痛、散寒的作用。平常我们吃多了冰的或者寒凉的水果感觉不消化、胃痛、腹胀、甚至气往上泛有呕吐感的时候，就可以服用胡椒配合其他的药物缓解胃肠道的各种不适。同时胡椒对于跌打损伤症状也有一定的缓解作用。

胡椒也是一味我们日常可见的调味料，粤菜著名的"胡椒猪肚鸡"中重要成员之一就是胡椒，可起到暖身驱寒的作用。

那么，一份美味又暖胃的猪肚鸡究竟需要怎么做呢？先准备好以下材料：1个猪肚，1只鸡，10克白胡椒粒，其他食材可根据自身口味来选择，如：香麦菜500克，水发粉丝400克等。佐料：适量淮山药、适量桂圆肉、10粒红枣、适量枸杞子、适量葱、姜、适量料酒、适量盐、适量胡椒粉。

制作方法如下。

(1) 鸡1只，剪去头脚。

(2) 猪肚1个，用生粉、盐、醋反复清洗干净。

(3) 葱打结，姜切片。

(4) 把白胡椒、葱结、姜片塞进鸡肚子里，再把鸡塞到猪肚里。开口处用针线缝好或者用牙签穿起来。

(5) 置于砂锅内，加入淮山药、红枣、桂圆、料酒。煲内注入清水。

(6) 大火烧开10分钟，转小火煲2～3小时。

(7) 把猪肚捞出来，去掉线头或牙签，拣去姜葱、胡椒粒。

煲内的汤滤掉药材渣。

(8) 猪肚剪成肚条，鸡肉也撕成条状放回汤里面，加入枸杞子煮开 5 分钟，用盐调味，吃的时候撒上一点胡椒粉。

这样，一份热乎乎，香喷喷的猪肚鸡就做好了，在寒冷的秋冬季是一道滋补驱寒、温暖脾胃的美食。

胡椒既可以作为药物治疗胃肠道疾病又可以当作香料给食物带来美味的魔法，是不是很棒呢？下次有机会也可以在家自己做哦！

70. 蜂　蜜

"蜂儿不食人间仓，玉露为酒花为粮，作蜜不忙采花忙，蜜成犹带百花香。"

蜂蜜，大家再熟悉不过了，很多人会在早上来一杯蜂蜜水保持大便的通畅。它还有没有其他的作用，中医学又是怎么认识的呢？下面我们来进一步了解它。

蜂蜜，食之甘甜。中医学认为味道甘甜能够补中益气，按现在的话可以理解为蜂蜜中富含的葡萄糖、果糖、蔗糖通过人体消化系统的吸收转化成人体所需的能量。因此，很多治疗虚损的药物如黄芪、甘草经过蜜制后会增强其补中益气的作用。《药性歌括四百味》记载："石蜜甘平，入药炼熟，益气补中，润燥解毒。"另外，大家可能会在药店遇到中成药丸剂有蜜丸、水丸、浓缩丸之别。在蜜丸中，蜂蜜起到三个作用，一是这类药大多为补益剂，起到补中益气的作用。二是蜂蜜作为一种赋形黏合剂，经过炼制的蜂蜜已被除去杂质，酶素被破坏，微生物被杀死，水分被蒸发，黏性增强，因此不需要添加药用防腐剂，可以长期保存。

三是药丸崩解缓慢，起到缓释的作用，适合于慢性病症或虚弱性疾病。现在盛行膏方，如果将其放到膏方中，除了发挥药效和赋形作用，非常重要的就是改善口感。

蜂蜜呈半固态，中医学认为它有濡润滋养的作用。主要有两个方面，一是润肺止咳，一是润肠通便。尤其是在秋天，天气很干燥，容易出现燥咳，即唇干舌燥、嗓子冒烟，干咳无痰，这时候就适合来一点蜂蜜，如果再配上一块雪梨那更是相得益彰。同时还有许多蜜制的止咳中药，如蜜麻黄、蜜百部、蜜紫菀、蜜款冬花、蜜桑白皮等。针对便秘，尤其是家里老年人经常性的便秘，就可以试一下更专业的蜜煎导方。老年人便秘一般由肠道津液不足而干燥或年老体虚推动无力导致，蜜煎导方温润和缓、补中益气，故非常适用。它出自医圣张仲景的《伤寒杂病论》。制作方法非常简单，取适量蜂蜜，放入锅中，慢慢加热，在这个过程中要不时地搅动以防糊锅底，等它逐渐凝为胶饴状，可以塑形的时候，放到两手掌之间捻成一条尖头的拇指般大小的柱状体，这时候趁热纳入到肛门中，患者需要提前摆好体位，能够方便纳入并保持一段时间，不一会就会有便意。这个方法非常实用并且没有副作用，可以逐渐缓解并改善便秘。

在这里分享给大家一个辨别蜂蜜真假优良的小技巧。用竹筷取少许蜂蜜放到舌头上，然后舌头抵住上腭，闭上嘴，让蜂蜜慢慢溶化，细细体会其味道和口感，再将蜂蜜咽下，认真体会其喉感，缓慢呼吸，注意感受其余味。优质蜂蜜喉感轻带麻辣，余香浓郁悠长。劣质蜂蜜味道过于甜，较刺激，稍带有微酸苦涩，余味淡薄短促。注意：真正蜂蜜的结晶入口即化，掺糖的蜂蜜结晶不易化。

食用蜂蜜也有禁忌哦，并不是所有人都适合服用。蜂蜜甘甜容易助湿，不适合于肥胖患者和糖尿病患者。

71.马齿苋

　　马齿苋，因"其叶比并如马齿，而性滑利似苋"而得名，其虽为田间地头的杂草，但也是一种可以食用的蔬菜，更是一味治病的良药。所以它又拥有许多其他名字，如五行草、九头狮子草、长寿菜、长命菜、马蛇子菜、马苋菜、猪母菜、安乐菜、酸米菜、麻绳菜、保健菜、马蜂菜。这些或是文雅，或是接地气的名字，都反映出马齿苋的不平凡。

　　开封古城，西北部有马齿苋街，原为低洼之地，因生长马齿苋而得名。据说，这里生长的马齿苋，曾救了不少灾民性命。苏东坡养生膳食中的"长命包子"，据说就是用马齿苋和韭菜做馅。在《人间草木》里，汪曾祺说他的祖母，在夏天采摘肥嫩的马齿苋晾干，到过年时用来作馅包包子，"有时从她的盘子里拿一个，蘸了香油吃，挺香。"马齿苋用作药的发现过程，其实还有个有趣的小故事。

　　相传古时豫西地区有个郎中，因医术精湛、"刮富济贫"而闻名乡里。邻居有一位小伙子，很想向郎中学一手，可无从开口，因此经常于深夜在郎中窗外偷听。

　　有天夜里，听见断断续续的声音："马齿菜治痢多了，要多收些钱。""马齿菜还能治痢疾！"他终于学到了一个妙方。

　　其实这天，老郎中讲的这话是教儿子行医做人的道理，村里有个名叫刘寨的财主，横行乡里，乡亲们恨之入骨。因其一脸麻子，所以外号"麻子寨"。老郎中对儿子说的话是"麻子寨吃利多啦，看病要多收些钱"。邻居的那位小伙子因一门心思想"药方""治病"，便听走了调。

　　但是马齿苋确实是治痢的药，这个小伙子是无意中发现了一种经济、实用、有效的治痢良药。

《药性歌括四百味》记载:"马齿苋寒,青盲白翳,利便杀虫,癥痕咸治。"马齿苋味酸,性寒,入大肠经、肝经,具有清热解毒、凉血、止血、止痢等功效,对痢疾杆菌、大肠埃希菌、伤寒、副伤寒杆菌等具有明显的抑制作用,对百日咳、肺结核、子宫出血等具有防治作用。

需要注意的是,脾胃虚弱的人应当少吃,另外由于马齿苋有兴奋平滑肌和利尿作用,故孕妇忌吃马齿苋。

72. 葱 白

葱是厨房中使用频率非常高的配料之一,被称为厨房中的"和事草",我国各地均有种植,随时可以采摘。民间有谣:"煎饼卷大葱,越吃越从容。不仅滋味佳,头脑更精灵。"葱的营养含量十分丰富,主要含有维生素、胡萝卜素、苹果酸、钙、镁、硒等成分,既是餐桌上的美味,也是维持人体健康的帮手。

中医学中常选择葱的白色部分入药,即靠近根部的鳞茎,称其为葱白。《药性歌括四百味》记载:"葱白辛温,发表出汗,伤寒头疼,肿痛皆散。"新鲜葱白,味道刺鼻辣眼,具有辣味,中医学称其具有辛味。服用辛辣的食物,吃了会让人出汗,因此葱白是治疗感冒受寒的常用药物。东晋时期的葛洪就在《肘后备急方》中记载:使用葱白(约12厘米或30克),加豆豉(约24克),用210毫升的水煮取70毫升,趁热一次服用,喝药后微微出汗,有益于受凉后引起的发热和怕冷等表现。

此外,将葱白捣成糊状,取黄豆大小的葱白糊,晚上睡觉前敷于两足掌心,大约涌泉穴的位置,用胶布贴牢,次日揭去,有助于缓解鼻塞、咳嗽等症状。需要注意的是,皮肤过敏和初次使用者，需特别谨慎，以免引起皮肤的过敏反应。

医圣张仲景曾在《伤寒论》中记录过一个小方子，叫作白通汤，用葱白配伍适量温性的干姜和附子，用来治疗阳气不足的阴寒证。因为葱白的形状如管状，又具有辛辣的味道，因此具有通调一身阳气的作用。加上干姜和附子温阳的力量，因而此方具有强大的通阳散寒的作用，方名也使用了葱白之通性而名为白通汤。

关于葱白，宋代理学家朱熹还曾赞扬过它。据说，朱熹到女婿家，女婿和女儿招待他，只有一锅葱汤和半锅麦饭，于是女婿一再向岳父大人表示歉意。朱熹便即兴吟了一首诗："葱汤麦饭两相宜，葱补丹田麦疗饥，莫谓此中滋味薄，前村还有未炊时。"题诗之后，便欣然离去。可见古人早已认识到葱白具有很高的营养价值。

正因葱白具有温阳散寒之功效，有人将其煮在粥中，用来治疗感冒、头痛、身痛等风寒初起之症，并称其为神仙粥。此粥用糯米半合、生姜五大片、河水二碗，放在砂锅内煮沸，然后将五至七个带须的大葱白放入锅中，煮至米熟，再加米醋小半盏和匀。现代人将其简化：将糯米煮成粥后，放七个带须葱白和七片姜，煮熟兑入半杯醋，即可治疗早期的伤风感冒。

73. 胡 荽

读者可能会对胡荽这一药名感到陌生，但它在日常生活的餐桌上十分常见，其另一个名字叫作"香菜"，因这种植物气味馨香而得名。胡荽并非我国本土植物，原产于欧洲地中海地区，是汉代张骞出使西域时引入的，因此名为"胡荽"，又名芫荽、香荽。平时使用的是它的带根全草。

虽然胡荽是现在餐桌上必不可少的调味料之一，但在最开始食用它时，人们还是有着许多顾虑的。胡荽最早见于《备急千金要方·食治方》，孙思邈认为胡荽的种子"消谷，能复食味"，即可以开胃消食，但随即又记载胡荽叶"不可久食，令人多忘"。并引述了华佗之言："腹内患邪气者弥不得食，食之发宿病，金疮尤忌。"后世许多医家遵循此说，对于胡荽的不良反应有所畏惧，以至于到宋代校正医书局在重新整理《金匮要略》时，将这些论述记载于最后三篇中，"四月、八月勿食胡荽，伤人神""胡荽久食之令多忘"。究其原委，属医家们过于夸大其作用，因为胡荽性味辛温，四月阳气隆盛，若食之则易阳亢，八月阴气收敛，食之则阴不易内敛，辛温耗散饮血，则伤人神，令人多忘。《药性歌括四百味》记载："胡荽味辛，上止头痛，内消谷食，痘疹发生。"

将胡荽作为调味料，少量食用，没必要过度夸大其副作用，相反它还有着许多益处，现代研究也证实胡荽所含的许多成分对人有益。孙思邈的弟子孟诜在《食疗本草》中，首次较全面地论述了胡荽的功效，除记载其副作用外，还认识到胡荽能"利五脏，补筋脉，主消谷能食"，此外对于食物中毒、长风下血有一定疗效。宋朝《嘉祐本草》在此基础上做了补充，认为胡荽可以"利大小肠，通小腹气，拔四肢热，止头痛，疗痧疹、豌豆疮不出。"明朝龚廷贤在《寿世保元四言药歌》中谈道："胡荽味辛，上止头疼，内消谷食，痘疹发生。"概括了胡荽的功效有止头痛、消谷食、透疹消痘。并在他的两部著作《寿世保元》与《万病回春》中都记载了胡荽酒一方来治疗风寒侵袭的麻疹初起，取胡荽一束约铜钱大小，切细加入白酒后再加热，趁热服下会感觉全身通畅，同时将胡荽酒洒在床面及卧室墙壁，能起辟秽的作用。

胡荽因花序像伞形而归入伞形科植物，伞形科的植物还有白芷、防风、前胡、柴胡等中药以及芹菜、茴香等蔬菜。有相关研究表明伞形科的中药多具有"辛"味，具有"能散、能行"之功效，这可能与药物中许多化学成分能舒张血管有关。而芫荽化学成分复杂，药理作用广泛，能促进周围血液循环、抗菌、抗氧化、抗焦虑、降血糖等。

74. 韭

　　韭菜是我国特有的蔬菜之一，有"蔬菜之荤"的美称，其叶、根、种子均可作为药用。《药性歌括四百味》记载："韭味辛温，祛除胃寒，汁清血瘀，子医梦泄。"韭子为百合科植物韭菜的干燥成熟种子。韭子壮阳补肾之功比韭菜强，温热性能亦胜于韭菜，有壮阳、滋补肝肾的功效，可以用于治疗尿频、尿急、神经衰弱、女子白带异常、男子梦遗，甚至还可以治疗腰背酸痛、顽固性呃逆等疾病。

　　说起韭菜，关于其名字的由来还有一个有趣的故事。传说西汉末年，王莽篡位，杀汉平帝，汉宗室之后刘秀起兵讨伐王莽。一次王、刘大战，刘秀兵败，慌不择路，策马狂奔，来到一农户家中。农户贫穷，只得割野菜烹调让刘秀充饥，刘秀一连吃了三碗，觉得甚是美味，便问老农此为何物，老农告知此为无名之菜，刘秀说它今天救了我的命，就叫它"救菜"吧。

　　韭菜原产于我国，栽培历史可以上溯到 3000 年前，《山海经》上有记载，《诗经》中也有歌唱。如今日本、东南亚乃至美国、欧洲等地的韭菜，应该都是从我国传过去的。在古代，人们把韭菜看得非常重要，常拿它作为祭祖宗的食物。《礼记》说"庶人春荐韭，配以卵"，就是用鸡蛋炒韭菜祭祖宗之意。

　　食用韭菜的最佳时节为春季，俗语说"正月葱，二月韭"，即农历二月生长的韭菜最适合人体健康。南齐周颙有句名言"春初早韭，秋末晚菘"，民间还有"春食则香，夏食则臭"之说。

夏季韭菜的品质最差，俚语说"六月韭，驴不瞅"。春节食用韭菜有益于肝，肝为木，主生发之气，合春季。"韭叶热，根温，功用相同，生则辛而散血，熟则甘而补中，乃肝之菜也。"现代科学研究认为韭菜含有挥发性精油及硫化物等特殊成分，可以散发出一种独特的辛香气味，有助于疏调肝气，增进食欲，增强消化功能，打成汁外用还可通经活络、活血化瘀。

中医学认为，韭菜性温，服用之后，对于胃炎、早泄、遗精、女性带下异常等情况都有不错的治疗效果。韭菜在药典上还有一个名字叫"起阳草"，可与现今的"伟哥"（枸橼酸西地那非片）比美。不过，补肾壮阳的作用韭子更为显著，有"补肝肾，暖腰膝，壮阳固精"的功效。韭黄具有健胃、提神、保暖的功效，对妇女产后调养和生理不适，有舒缓作用。

现代研究发现韭子主要包括生物碱类、核苷类、甾体皂苷、挥发油类、不饱和脂肪酸类等多种有效成分，有着提高免疫力、抗氧化、抗衰老、提高生殖系统功能的作用。虽然韭子的作用很多，但是韭子使用也有着不少的禁忌。韭子不能和寒性中药一起服用，避免性能受到抵消。此外，对于一些特殊人群，如缺钙的人、孕妇、肠胃疾病患者、呼吸道疾病患者等不宜食用。

75. 大　蒜

白白胖胖的大蒜，已然成为我们生活中的一部分，几乎每日的菜肴中均有大蒜，但其"迷人"的味道，总会产生挥之不去的尴尬，真是让人又爱又恨。

那么，大蒜这种美食是否是我国的特产呢？

大蒜原产于欧洲南部和中亚地区，最早在古埃及、古罗马和古希腊等地中海沿岸国家栽培。据说，4500年前，有位古巴比伦的国王，非常钟爱大蒜，甚至到了食蒜成癖的程度，他曾下令臣民向王宫进贡大蒜，以满足其饮食之乐。西汉时期，我国著名外交家张骞出使西域，将大蒜带回中原，使大蒜之美味在中华大地绽放。

日常食用的大蒜是百合科葱属植物的地下鳞茎，它不仅是一种蔬菜，同时也是一种药材，是著名的食药两用植物。有了大蒜的参与，菜肴不仅美味可口，其所含有的蛋白质、低聚糖、多糖类、脂肪和矿物质等，具有多方面的营养价值。此外，其所具有的生物活性，能够一定程度上保护我们的心血管系统，提高人体的免疫功能，长期食用可起到防病保健作用。科学家们发现，新鲜大蒜浓烈的辛辣味道是因为其中含有大蒜素，具有杀菌、抑菌、抗癌、抗衰老等医疗保健功能，因此，大蒜被誉为"植物性天然广谱抗生素"。

虽然吃大蒜有多种好处，但是否所有的如煎、炸、煮等烹饪方法都能够让大蒜素为人体所用吗？并非如此。据《中国医药报》介绍，吃大蒜时，要把大蒜皮剥掉，通过切开或碾碎等处理方法，放置10～15分钟，让大蒜细胞内的两种物质蒜氨酸与蒜酶发生反应而产生大蒜素，这样才能起到大蒜的药物作用。

作为中药，大蒜在《药性歌括四百味》中有过记载："大蒜辛温，化肉消谷，解毒散痈，多用伤目。"讲的就是大蒜具有辛辣的味道，药性偏温热，能够帮助人体消化肉食和谷物，因此在炖肉时，常常配合大蒜，既能够调和肉味，又有利于食后消化，这就是中华美食中蕴含的智慧。

大蒜具有解毒作用是因为大蒜中含有微量元素硒，通过胃黏膜吸收进入人体后，参与血液的有氧代谢，清除毒素，能够减轻肝脏的解毒负担。此外，中医学将湿热壅滞之邪气也称为毒气，通过隔蒜灸（将艾叶所制的艾绒制作成艾炷，放置于2～3毫米的蒜片上，点燃艾炷进行艾灸的方法），可以去除体内壅滞于皮肤的湿热之邪，从而治疗疮疡。

虽然大蒜有如此多的好处，但并不是所有人都适用。长期大量地吃大蒜会令人视物模糊、视力下降、头重脚轻、记忆力明显减退，特别是在治疗眼疾时，要特别忌蒜。因此，《本草纲目》记载，长期食用大蒜会"伤肝损眼"。

76. 食 盐

食盐是我们日常生活中不可缺少的调味品之一，如果没有盐，再好的山珍海味，入口也味同嚼蜡。在中医学的五味（酸苦甘辛咸）中，食盐具有咸味，因此也具有咸味药物的特性，《药性歌括四百味》中记载："食盐味咸，能吐中痰，心腹卒痛，过多损颜。"即食盐具有催吐的作用，能够将胃中的宿食或痰水等催吐而出，可以治疗胸腹部的突然疼痛。

《黄帝内经》说"咸入肾"，指咸味的食物或药物可以补肾，很多中药如盐杜仲、盐巴戟天等，都是用盐炮制后入药，为的就是增强补肾的效果。中医学中五味对应五行，咸对应水，而五行相克中，水克火，因而对于心火旺的患者，也可用咸味汤药治病。古代有个医家叫张从正，有一次他来到一个村落，发现全村的人都围在一起讨论一个女子的病。听说该女子自从清明节之后，就不停地笑，至今已有半年时间，村医和村巫用尽了各种办法，都没能治好她的病，大家都说她中了邪。女子整天大笑不止，非常影响家里人的生活。张从正听后，踱步来到女子家门口，只见女子大笑不止，状若中魔，完全不受自己的控制。看罢，张从正也大笑一声，说道："家人前来取方吧！"语停，便提笔写下几个大字：盐，一两，煅赤，煎沸。众人好奇，说用炒过的盐就能够治这病吗？没想到，女子喝下这盐汤，果然笑病得愈，村民们连连称赞。

《黄帝内经》有云："神有余则笑不休。"意思是神过足则心火旺（神者，心火也），用与水对应的盐，能够起到水制火的目的，从而治愈此病。在中医学的五行理论中，除了以水制火外，还有培土生金（土生金）、抑木扶土（木克土）、佐金平木（金克木）等，这些治疗思路，至今依旧是指导中医临床的重要方法。

食盐虽然能治病，但因为其有偏咸味的特征，故"过则伤正"，过量了还是会有损健康。饮食过咸，会加重肾脏负担，引发肾脏疾病，还会引起高血压、肠胃伤等症状，并且会让人的皮肤变粗糙，皱纹增多。因此，日常生活中，还是提倡清淡饮食。

77. 茶

我国是茶的故乡，据说中国人发现并利用茶始于神农时代。直到现在，汉族还有"民以茶代礼"的风俗。中国人饮茶，注重一个"品"字，"品茶"不但是在鉴别茶的优劣，也带有神思遐想和领略饮茶情趣之意。在百忙之中泡上一壶茶，择雅静之处，自斟自饮，可以消除疲劳、忘记烦恼、振奋精神，也可以细啜慢饮，达到美的享受。

不要以为茶只是一种饮品，就是多些滋味的水，茶可是有药用功效的。《药性歌括四百味》记载："茶茗性苦，热渴能济，上清头目，下消食气。"香茗就是茶叶的别称。所以品茶或者品茗，都叫喝茶。茶是苦寒的，可以清火、消炎热。当活动后口渴、口苦、发热，喝杯清茶下去，立马就解渴、解暑，因此说茶热渴能解。夏天最容易出现的是出大汗、心大烦、口大渴，这时泡杯绿茶，一喝下去就能清热解暑，生津止渴。茶可以清利人的头目，中医学里有个川芎茶调散，可以治疗头痛、目痛，用川芎打粉配点茶叶末喝下去，对于普通的风热头痛，效果很好。茶还可以消食积。潮州人、客家人、潮汕人都有一个特点，饭后一两杯茶。《红楼梦》里也讲黛玉初来贾府，发现贾府的人吃完饭就会先用一点茶水来漱口，然后再饮一两杯茶。小剂量喝茶有助于消食健胃，可以下气排污。另外茶还可以治疗嗜睡。你看那些看书的人犯困或者开车的时候很昏沉，就会泡一壶茶喝，很快就没那么困倦。

茶能清热解渴，又能提神醒脑，还能陶冶情操，可谓是好处多多。那是否喝茶就没什么禁忌呢？不是的。喝茶的讲究很多，比如忌饮久泡茶、忌饮隔夜茶、忌饮冷茶等，个人习惯不同，喝茶喜好也不同。但总的来说，就是要有一个度，茶叶乃清凉之品，胃虚久寒之人不可常服、多服。否则凉利之品过度就会伤到身体。

78. 酒

"人生得意须尽欢，莫使金樽空对月。"这是诗仙在《将进酒》里的名句，我们熟知李白，除了那些脍炙人口的作品，还有他与酒密不可分的一生。李白非常热爱美酒，他的很多诗词里边都包含有酒，被封为诗仙的李白也属于酒仙之列，在某种意义上说，没有酒，便没有丰富了中国文学史的诗仙李太白，对此"李白斗酒诗百篇"便是佐证。

酒作为人类生活中的主要饮料之一，承载了很多的东西，它渗透于整个中华五千年的文明史中，从文学艺术创作、文化娱乐到饮食烹饪、养生保健等各方面都占有重要的位置。然而有人爱酒如命，也有人恨酒如狂，那酒到底是好，还是不好呢？

《药性歌括四百味》记载："酒通血脉，消愁遣兴，少饮壮神，过多损命。"可见酒也好，也不好。酒是药，而且是很好的药，它能通血脉。中医有一名方，瓜蒌薤白白酒汤，可以用来治疗胸部闷痛，甚至胸痛彻背等症，临床常用于治疗冠心病、心绞痛。方中组成见白酒，即是取酒性大热，能通血脉，并助药力之功。再比如说用酒炒的当归可以增强活血化瘀的效果；用酒炒的黄连，还可以把黄连清中、下焦火的功效带到头面，因为酒气上行。口腔溃疡患者，用酒黄连泡茶喝就可以清理口腔溃疡的火。酒能消除愁闷，也能让人高兴起来。所以现实生活中，无论婚庆、年节、聚会、开业等样样都离不开酒。因为酒能烘托气氛，放大情绪，增添乐趣。倘若少酒，则宾主枯坐闷吃，索然无味。这就是人常言的"无酒不成宴，无酒不喜庆"。少量的喝酒可以让人诗兴大发，可以让人干活有力量。但是过量饮酒必然会损伤性命，譬如酒精中毒。有些人说到底可不可以喝酒呢？这就要看你怎么喝。少饮活血脉，多饮坏身体。

所以酒与人生玄机暗蕴，互为阐发。它可以悟人生百态，理人生百味，是一柄集着美好与邪恶于一身的双刃剑。水能载舟亦能覆舟，酒也是如此，能成事亦能败事。所以，饮酒切记有度，不能酗酒。

79. 淡豆豉

谈到豆豉，大家不禁要问，这不是做菜的一样调料吗？它还是中药？没错！淡豆豉是一味很常见的中药。

豆豉是大豆成熟的种子经过发酵加工后的产品，其药食两用历史悠久，作为药材首载于《名医别录》，其名为"豉"。《中华人民共和国药典（2020年版）》收载其"味苦、辛，性凉，归肺、胃经。具有解表、除烦、宣发郁热之功能，可用于治疗感冒、寒热头痛、烦躁胸闷、虚烦不眠等症"的药用特点。

豆豉在《伤寒论》中的栀子豉汤、栀子甘草豉汤等方中名为"香豉"，体现了豉具有特殊气味的特征。到晋代《肘后备急方》中，葛洪使用豉时，注明为"盐豉"，显著突出了豆豉"咸"的特性。到元代《珍珠囊补遗药性赋》中，第一次使用了"淡豆豉"的名称，认为淡豉较咸豉疗效更佳。至清代后的本草著作中都逐渐统一使用"淡豆豉"名称。

淡豆豉的药性历代多有争议，《本草经集注》《新修本草》《证类本草》等著作认为淡豆豉性为"寒凉"，《本草纲目》《神农本草经疏》《本草备要》等著作却认为淡豆豉性"温"。淡豆豉的药性之所以有寒温之异，其实是与其炮制过程中所用的炮制辅料的药性差异有关，若在炮制过程中进行蒸或者加入紫苏叶等则性温，若加入桑叶、青蒿等辅料则性寒。龚廷贤在《药性歌括四百味》中谈及本药"淡豆豉寒，能除懊恼，伤寒头痛，兼理瘴气。"认为淡豆豉性寒，这也与现代中医学认识一致，《中华人民共和国药典（2020年版）》指明淡豆豉性"凉"。

淡豆豉是临床中的常用药，能够宣发郁热，除烦止恼，《伤寒论》中的栀子豉汤，就运用淡豆豉的这个功效来治疗伤寒病错误运用了发汗或者泻下的方法后，而出现的烦躁、胸部中闷塞不舒、睡眠不安的症状。《肘后备急方》中所记载的葱豉汤，主要就用葱白、淡豆豉两味药治疗外感风寒轻证，发汗散寒以止头痛。

淡豆豉还是别具风味的佐餐之品，常用它拌菜、烧菜、蒸菜、煎菜等，也可直接用豆豉加油和葱、姜蒸后或炒菜后当小菜。日本人现在常吃的纳豆也是唐代时从我国流传过去的豆豉吃法。淡豆豉不仅风味可口，现代研究也表明淡豆豉的有效成分主要为大豆异黄酮类，具有抗肿瘤、调节血脂、降低血压、调节雌激素、防治动脉粥样硬化、抗氧化、降血糖等作用。

80. 莲子心

"玉雪窈玲珑，纷披绿映红；生生无限意，只在苦心中。"（吴师道题于《莲藕花叶图》）古往今来不少文人墨客为莲花写下动人的诗句以赞美它的高洁和美丽，而如前面那样以莲子为主角的诗文并不多见。沐浴在莲花"名人光环"下的莲子，其实也有一颗不被世人所知，苦涩但柔软的心。

莲子，又名水芝丹，"水"指莲生长于水中；"芝"在《说文解字》中被释为"神草也"，莲花因被古人发现其子坠淤泥而不腐犹如神草，故称"芝"；"丹"字既体现了莲子圆润的外形，也暗喻了它如"丹药"般神奇的功效。《药性歌括四百味》载"莲子味甘，健脾理胃，止泻涩精，清心养气。"正是说莲子可健脾止泻、清心除烦、益肾养心。因有这"甘平益脾"之性，莲子还被称为"脾之果"。作为药食同源的优秀种子，历代百姓以莲子为主研究出的众多"周边产品"不仅能满足大家的口腹之欲，还能带来不错的治疗效果。比如用带心莲子与龙眼肉共煨汤，文火煮烂后服食，可改善心悸虚烦失眠；若消化不良常有腹泻则可用去芯莲子少许，捣碎后与粳米或糯米同煮粥时常服用。大家别看莲子粥需要使用去芯莲子就认为莲心是"莲中鸡肋"，事实上，味苦性寒的莲子心虽然与莲子相连，却拥有与莲子迥异的禀性和"天赋技能"。

莲子心，又称薏、莲薏，为睡莲科植物莲的成熟种子中间的绿色胚根，秋季采收莲子时从莲子中剥取晒干。《本草再新》记载莲子心能"清心火，平肝火，泻脾火，降肺火，清暑除烦，生津止渴，治目红肿"。《本草求原》载其"治劳心吐血，尿精"。由此不难看出苦寒的莲子心是清热泻火的一把好手，尤以清心火最为熟练。这不仅是因为我们常挂在嘴边的"吃啥补啥"，现代研究也显示莲子心有镇静催眠的作用。民间也不乏应用莲子心作茶饮药膳，以预防中暑，清心除烦。明代著名的旅行家徐霞客，就有一段与莲子心鲜为人知的故事。

相传，徐霞客的母亲身体不好，常年失眠。有一年盛夏徐霞客路经建德境内来到大慈岩里叶地带，路遇一片荷塘，一望无际随风摇曳的荷花令他不禁驻足观赏，不知不觉走进了附近的村庄，村民见到远方的客人十分高兴，一稚童采来新鲜的莲蓬请他品尝。吃下那清脆香甜的莲子徐霞客顿觉暑气全消，细问之下得知此地莲子饱满清香，莲子心嫩绿醇厚药性悠长，可安神清心，治疗失眠。孝子徐霞客一听忙请求村民为他备下莲子以好让人带回孝敬母亲。几年后徐霞客回到老家只见母亲面色红润，心情舒畅，原来是他带回的莲子心治好了母亲的失眠顽疾。徐霞客十分欣慰，并且从此途经产莲的地域都不忘为母亲捎回莲心。可谓是"慈母苦心有同薏，孝子如丹不寐已"。

81. 大　枣

北宋王安石《枣赋》道："在实为美果，论材又良木。"俗话说："五谷加大枣，胜过灵芝草。"常食大枣有益健康。大枣既是益气养血的中药，又是营养丰富的食品，维生素 C 的含量极高，故也将其称为"天然维生素丸"。现代研究发现，大枣具有延缓衰老、提高免疫功能、保护肝脏、抗过敏、抗肿瘤等作用。

关于大枣，还有一段美丽的传说。传说枣本是天界仙果，因为大禹治水有功，西王母便派金童玉女持两颗仙枣，作为赏赐赐予人间。但没想到，由于仙枣香味诱人，金童玉女没抵抗住诱惑，把仙枣吃掉了。

王母大怒，欲问斩金童玉女。幸得观音菩萨求情，于是，王母打发金童玉女化作枣核散落人间。金童变成了长枣，玉女变成了团枣，从此世上便有了枣。不过那时的枣虽香甜可口，却只能由青变白，服食除了充饥没有其他功效。

一次王母到人间巡游，走到黄河边时，只闻得一股沁人心脾的枣香，抬头看到枝头明亮的枣，禁不住去摘，却不小心被刺扎到了手。鲜血滴到枣上，结果枣变成了红色。因为王母的血带有仙性，所以红枣便有了治病、保健、驻颜长寿的功能。

说到这，你是不是也好奇，这平日里经常见到的大枣，竟有如此神奇的药效？《红楼梦》第五十二回"俏平儿情掩虾须镯，勇晴雯病补雀金裘"一文中，描写了宝玉服用建莲红枣汤的情形："小丫头便用小茶盘捧了一盖碗建莲红枣汤来，宝玉喝了两口；麝月又捧过一小碟法制紫姜来，宝玉嚼了一块。"当时正值隆冬，宝玉按规矩要早起，冒雪去给祖母请安，丫鬟们怕他受寒感冒，因此便为他准备了暖暖的红枣汤。大枣在小说《红楼梦》中出现频率颇高，同样也是一味滋养脾胃的佳药。

在《药性歌括四百味》记述"大枣味甘，调和百药，益气养脾，中满休嚼。"大枣甘，温，具有补中益气、养血安神功能，又常作为一方之中的调和药，如果服用中药期间出现了胃部不适，也可以在药液中兑入适量的姜枣汤缓解不适。临床常用大枣治疗贲门癌、胃癌、子宫癌、宫颈癌、皮肤癌、白血病等癌瘤中属脾胃虚弱、气血不足或气虚邪实者。

大枣有一定的滋补作用，如果是偏实热、湿热体质的人群便不适合过度服用。通常这类体质人群多不喜甜食，也容易出现口中异味、腹胀、大便干燥、牙龈肿痛、咽喉干燥等易"上火"情况。另外小孩子也不宜过多服用大枣，以免出现腹胀、壅满的情况。

82. 生 姜

说到生姜，大家一定都不陌生，它以姜末、姜丝、姜片儿的形式出现在各种菜肴中，是菜品调味儿的点睛之笔。虽然它把功名深藏在厨房里，可民间还是流传着很多关于它的谚语，如"姜还是老的辣""家有小姜，小病不慌""冬吃萝卜夏吃姜，不用医生开药方"等。生姜如此的贴近生活，自然也有着很多接地气的别名，如"百辣云""勾状指""因地辛""炎凉小子"等。《药性歌括四百味》称："生姜性温，通畅神明，痰嗽呕吐，开胃极灵。"

《说文解字》中道："姜作薑，云御湿之菜也。"作为食物的生姜在赋予菜品鲜明标签的同时，也有着毫不逊色的药用价值。

"医圣"张仲景在《伤寒论》中，记录了113个药方，其中包含生姜的方子多达37个，甚至有一些像"当归生姜羊肉汤""生姜泻心汤"这样以生姜命名的方剂，可见医圣对生姜的重视程度之高。同样，在"药圣"李时珍的《本草纲目》中，从感冒咳嗽到腹痛呕吐，再到中毒生疮，它也列举了30多种生姜的药用用途。

生姜可谓是"上得厅堂，下得厨房"，这大概也是对"药食同源"最好地诠释了。

在传统文化中，生姜同样占有一席之地。孔子说："不撤姜食，不多食。"南宋理学大师朱熹在《论语集注》中说："姜能通神明，去秽恶，帮不撤。"而"不多食"，正是孔子饮食的中庸之道与中医学思想的完美重合。

在幅员辽阔的中华大地上，生姜在我国中部、东南部至西南部广为栽培，如"铜陵白姜"的加工制作技艺在 2008 年被列入了"安徽省非物质文化遗产"名单。如古书《酉阳杂俎》记载"山上有姜，下有铜锡"，安徽省铜陵市除了盛产铜矿之外，也因"铜陵白姜"而闻名长江三角。每年秋天，铜陵人都会刮姜、腌姜，做好整整一年的量，随吃随取，"铜陵白姜"也因此在各家各户的菜碟中，历代相传。

下面就为大家介绍"铜陵白姜"，糖醋姜的一种家常制作方法。

首先，挑选新鲜的嫩姜，洗去泥土，刮去外皮，沥干多余的水分；其次以十斤鲜姜三两盐的比例，一同放进干净的盆中腌制一晚，其间要多翻动几次；第二天放在室外，在阳光下晾晒 3～4 个小时后，收回晾凉；然后取无水无油的瓶罐，以一层姜，一层糖的方式装入瓶罐，注意不要塞满瓶子，然后倒进白醋填补空隙，封瓶；最后放进冰箱冷藏室，就可以收获一整年都不坏的爽口开胃小吃啦！

83. 桑　叶

桑叶为桑科桑属双子叶植物。桑叶是蚕的"粮食"。早在 3000 多年前从商代出土的甲骨文上，就有了"桑"与"蚕"的字样，可见"桑"历史悠久，与传统文化的发展紧密地联系在一起。《药性歌括四百味》记载："桑叶性寒，善散风热，明目清肝，又兼凉血。"

传说药山东北面的深山老林里住着娘儿俩。儿子叫达木，是个老实厚道的小伙子，对母亲非常孝顺。娘儿俩常年靠种地打柴为生，日子过得也算不错。有一年，几场秋雨过后，母亲突然病倒了。躺在炕上，头晕目眩，干咳不止。达木翻山越岭到处寻药，给母亲治病。半个月过去了，母亲的病情也没有好转，达木十分着急。一天，达木听说药山上青华观里的老道士能治病，就打算把母亲背去医治。可是因为路途太远，怕母亲受不了，达木只得自己前去取药。达木临走前，烧了些开水舀到盆儿里留给母亲喝，然后就急忙忙地走出了家门。过了几个时辰，老太太感到口渴，想去喝点儿水，她慢慢地来到盆儿前一看，水里泡着几片桑树叶，便自言自语地说："唉，秋风刮落叶，都刮到盆里来了。"说着，她把树叶拣了出去。老太太喝完水躺在炕上，不一会儿就睡着了。一觉醒来，老太太似乎感觉头痛减轻了。太阳快要落山时，达木急匆匆地跑回家来。一进门就问："娘，怎么样了？""儿呀，这阵子我头脑清醒多了，偏方弄来了？""唉！娘，我今天不走运，青华观里的老道士今天出去化缘了，我怕您一个人在家不行，没敢多等，明天再去吧。"达木为没见到药山老道士很惋惜。"儿呀，我今儿个喝这水，不知咋回事，觉得跟往常不一样，是不是那水里泡进了桑树叶的原因。"达木听了，他暗暗地琢磨：是不是这桑树叶子有药用价值呢？能够治母亲这种病？寻思来寻思去，觉得有点奇怪。不管怎么的，只要病情见轻就行。转天达木又来到了青华观，向老道士说明来意。老道士仔细地询问了他母亲的病情后开出了用霜打桑叶治疗他母亲病情的偏方。达木听了，十分高兴，心里默默地说："霜打桑叶是良药，怪不得母亲喝了桑叶泡过的开水，病情有了明显的好转，看起来这东西确实好使啊！"达木向老道士道谢以后回到家里，依据老道士开的偏方用桑树叶子就精心地熬起药汤来。就这样，母亲喝了几天的药病就好了，娘儿俩非常感谢药山青华观里的老道士。

桑叶是个宝，有着疏散风热、清肺润燥、清肝明目的功效。临床上习惯认为经霜者质佳，故称"霜桑叶"或"冬桑叶"，饮片名称桑叶、蜜炙桑叶。头目眩晕或血压高者，可取霜桑叶30

克、黄菊花 9 克、金银花 10 克置于保温瓶中，加沸水冲泡，代茶饮频服。

风热感冒的初期，见到发热重、恶寒轻、流黄浊涕、面红、咽喉肿痛等症状可用霜桑叶 10 克、野菊花 9 克、竹叶 6 克煎服，每日 1 剂，早晚服用，连服 5 天。

现代药理研究表明，桑叶有抗凝血、降血压、降血糖血脂、降胆固醇、抗血栓形成和抗动脉粥样硬化作用，除此之外还有抑菌、抗炎等作用。但怀孕、月经期以及身体虚寒者，需要避免应用。

84. 芦　根

芦根在我国各地均有分布，生于江河湖泽、池塘沟渠沿岸和低湿地。"蒹葭苍苍，白露为霜，所谓伊人，在水一方"，《诗经》里提及的"蒹葭"就是芦苇，而芦根就是芦苇的根。

《药性歌括四百味》记载："芦根甘寒，清热生津，烦渴呕吐，肺痈尿频。"很好地概括了芦根的作用，对于一些发烧并且感觉烦闷甚至伴有想呕吐，或者发热伴有咳嗽，胸痛，咯吐腥臭浊痰，甚则咯吐脓血痰的病症，小便时感觉尿道灼热疼痛的病症，临床用芦根配合相应的药物往往能取得良好的效果。

芦根也可以平时用来代茶饮。下面教大家一个简单的芦根麦冬饮的做法：取鲜芦根 30 克（干品用 15 克），麦冬 15 克，拿容器冲入沸水，加盖焖 10 分钟即可饮用，其后可加开水频频代茶饮。适用于放射治疗后口干、食欲不振、大便不畅的肿瘤患者，能明显减轻癌症放疗后的副作用。对糖尿病、肺燥咯血及支气管炎者，也有一定疗效。对于健康人也有非常不错的生津清热、养阴润燥的作用，但是平常脾胃虚弱，吃生冷食物就容易腹泻的人不建议多吃。

在纪录片《本草中国》里，药匠杨津在家乡的芦苇荡里选用岁长饱满的芦苇以制作中药芦根；回到家后，杨津将芦根清洗干净，去除杂质；将清洗后的芦根，切成2厘米左右的小段。在杨津16岁的那一年，他遍访名医，拜师学艺，多年后，杨津回到家乡，他希望能用自己所学的知识帮助别人，所以一直在探索三根汤的炮制方式。三根汤是民间流传的医治流感时疫的汤药，先将白茅根、葛根、芦根按照一定比例煎煮并加入红糖，熬成清膏，再从晒制的芦根中挑选大块的，放入清膏中浸润煎炒，这样芦根干既吸收了白茅根、葛根的药性，也具备了鲜芦根的功效。反复浸润9次，暴晒9天后，将芦根封藏1个月，这就完成了三根汤的前期制作。对于药材采集、炮制进行孜孜不倦的考察、探索，这样的中医药人在我国还有很多，尽管这样做并不能为他们带来巨大的利益，但是他们依然一直在努力，想让中医药真正的造福国人。

85. 橄　榄

橄榄是一种广泛分布在我国福建、台湾、广东、海南等南方省份的植物。橄榄树的果实就叫作橄榄，别名又叫作橄榄子、余甘子、橄榄等。有着可爱外表的橄榄不仅可以做成中药治病，同时也可做成美食橄榄菜，是一种神奇的植物。

《药性歌括四百味》中记载："橄榄甘平，清肺生津，解河豚毒，治咽喉痛。"精简地概括了古人对橄榄功效的认识。随着社会的发展，研究的深入，人们对橄榄药物功能的认识有些改变。

如古人认为橄榄可以解河豚毒，但是山东省青岛市疾病控制中心孙世民等研究者们通过动物研究的结果得出：橄榄、芦根对河豚鱼毒素起不到预防和抢救治疗作用。因此如果不小心中毒了，一定要尽快去正规医院接受治疗。但是橄榄确有清肺生津、治咽喉痛的功效。清肺生津是指什么呢？举个例子，高热的病人一般会有口干舌燥的表现。这个时候橄榄可作为降火的"消防员"之一，"清热"就是指"消防员"降火的过程，当肺热的"火"被降下去了，人体的水液代谢自然就恢复正常；同时"消防员"水管里源源不断的水，可以类比橄榄"生津"的功效。橄榄能够缓解咽喉肿痛。由于感冒、呼吸道发炎、病毒感染而上火导致喉咙疼痛，都可以选用橄榄来治疗。

关于橄榄的药用，有一个有趣的故事。相传有一位老中医，医术相当高明。一天，黄三来看病，说："久仰先生大名，今日特来求医，吾黄胖、懒惰、贫寒，望能妙手医治。"老中医暗忖，上"三病"之根还在于懒惰，须先将其由懒惰变为勤劳，便告诉他说："从明天开始，你每日早晨去茶馆饮橄榄茶，然后拾起橄榄核，回家种植于房前屋后，常浇水护苗，待其成林结果，再来找我。"

黄三遵嘱照办，细心护林。几年过去了，橄榄由苗而树，由树而林，由林而果，黄三终于变得勤快起来了，人也长得壮壮实实。可是他仍然很穷，便去找老中医。

老中医笑道："你已没了黄胖、懒惰之症了，你且回去，从明天开始，我叫你不再贫穷。"

次日，果然有不少人前来向黄三买橄榄。从这之后，陆续不断，黄三也就不再贫穷了。原来，老中医开处方时需要橄榄药引，而这一带没有产出，便想出了这个办法。人们都叹服老中医的高明。

除了治病，橄榄还可以作为食物食用。橄榄可以直接洗净生吃。平常我们在超市里看到的橄榄菜罐头，其实就是橄榄和腌渍好的芥菜加工而成。

86. 鱼腥草

　　鱼腥草，又叫折耳根、蕺菜。蕺（jí）菜是我国古代对鱼腥草的别称之一，蕺蕺有丛聚、茂盛之意，符合鱼腥草生长特点，"万事皆天意，绿草头蕺蕺"（唐代贯休）。蕺菜一名可追溯至吴越春秋时期。

　　相传，浙江绍兴地区在春秋时期是越国的地界。当年越王勾践做了吴王夫差的俘虏，勾践忍辱负重假意百般讨好夫差，才被放回越国，回国后勾践卧薪尝胆，发誓一定要使越国强大起来，以雪忘国之耻。勾践回国第 1 年，越国碰上了罕见的荒年，百姓无粮可食，为了和国人共渡难关，勾践亲自翻山越岭寻找可以食用的野菜。在三次亲口尝野菜中毒后，勾践终于发现了一种可以食用的野菜，这种野菜生长能力特别强，像韭菜一样，总是割了又长，生生不息。于是，越国上下竟然靠着这小小野菜渡过了难关。而当时挽救越国民众的野菜，因为有鱼腥味，便被勾践命名为"鱼腥草"。

　　鱼腥草，主要分布于长江流域以南各地。在四川、重庆等地，很多人也把它当成一个蔬菜来吃，做成凉拌菜、涮火锅等等。鱼腥草也可作为蔬菜食用，生食最佳，其气味独特，口感别具。凉拌佐餐使人大开胃口，可增进食欲、改善消化功能。也有炒食、煎汤、煮粥、炖肉的不同食疗方法。在日本，鱼腥草也备受青睐，除采用传统汉方、药膳食疗外，还以功能性保健食品（茶、饮料等食品添加）等方式应用。

　　除此之外，鱼腥草还是一味常用的中药。《药性歌括四百味》谈道："蕺菜微寒，肺痈宜服，熏洗痔疮，消肿解毒。"鱼腥草辛而微寒，归肺经，有清热解毒、消痈排脓的作用，同时鱼腥草有利尿通淋的作用。可用于肺部的疾病，如出现咳嗽，咳吐脓痰，肺炎，痰热导致的咳喘，热性的痢疾，以及泌尿系的感染出现的尿频、尿急、尿涩、尿痛等病症，可以说是天然而又安全的抗生素。但鱼腥草也并非人人适用，脾胃虚寒者、易患风寒感冒者最好不要服用。

在立秋时节，天气依旧炎热，此时天空中的阳气在向大地沉降，所以地面上的火热之气最盛，民谚"秋老虎，热死人"说的就是这个道理。在这样的环境里待久了，人就容易受暑湿、暑热与细菌病毒的侵袭，从而引发肺热咳喘、咽喉肿痛、水肿、湿疹等各种问题。此时，一把鱼腥草就可以帮你扫清体内的湿毒，排除各种疾病隐患。

87. 荷叶（梗）

北京的冬天来的是那样的快，荷塘中的荷花早已不见踪影，荷叶也不再载着夏日的光芒在湖面中随风飘动。怀念夏日，荷叶生的那样茂盛，高出水面的荷叶像亭亭的舞女的裙摆。回想着夏季荷叶的茂盛不禁拿起桌旁常备的荷叶茶，味道那么的清新，仿佛身处荷叶深处，飘来阵阵荷香。

荷叶是睡莲科植物立莲的叶子，它的分布十分广泛，大江南北，凡水到之处，荷叶田田。在夏秋二季，荷叶生长蓬勃之时，采摘晒制七八成干，除去叶柄，折成半圆形或扇形，彻底干燥后即可入药。《药性歌括四百味》记载："荷叶苦平，暑热能除，升清治泻，止血散瘀。"荷叶味苦、性平，归肝、脾、胃经，有清暑化湿、升发清阳、凉血止血的功效。荷叶的功效就如暑热之时带来的一阵清新之气，能够清暑化湿，解暑热烦渴、暑湿泄泻、脾虚泄泻，升发清阳，凉血止血。《本草纲目》曾有记载"荷叶服之，令人瘦劣"。《本草求真》中亦有记载"升阳散瘀荷叶，其叶虽苦，其气虽平……实有长养生发之气"。这些表明荷叶的降脂减肥与健康养生方面很早便被医家关注。荷叶梗是荷叶的叶柄，对于暑热，荷叶梗更多用于清利暑湿，对于中暑、暑热、暑湿、暑温、暑痉、暑厥、暑风、暑瘵、暑发疮疡等症都可使用，同时又比荷叶多了一些宣畅胸脘气机的作用。当荷叶被炮制为荷叶炭后，口服使用也能收涩化瘀止血，多用于中医血证和产后血晕。

在百姓家中，荷叶可以变身成为各种各样的角色。"不摘荷花摘荷叶，饭包荷叶比花香"，古人把荷叶当作最天然的包装材料；"疏索柳花碗，寂寥荷叶杯""石榴枝上花千朵，荷叶杯中酒十分"，荷叶用作杯盏，别有一番意趣。荷叶作为辅料烹制而成的佳肴，在地方名菜中占有一定席位，如鲁菜中的"荷叶鸭子"，鸭肉软烂，荷叶清香；湘菜的"荷叶粉蒸肉"，肉质酥糯，清香不腻；徽菜的"荷叶包鸡"，清香沁人，鸡肉鲜醇；川菜的"荷叶蒸肉"，咸鲜味美，清香诱人。爱茶的中国人，也将荷香融入了茶中，服用荷叶茶来降脂减肥。但荷叶茶性凉，孕妇、女性经期请勿饮用荷叶减肥茶。

世人爱莲，爱的是它淤泥不染，清涟不妖。"爱莲尽爱花，而我独爱叶"。正因有荷叶的"接天莲叶无穷碧"，才能有"映日荷花别样红"。虽然荷叶的药用价值没有被得到足够的挖掘，但是它已经成为寻常百姓中不可缺少的食品，在怀念已经过去的夏日时，一起来回想荷叶的清暑之气吧。

88. 赤小豆

一说起祛湿的食疗法，有养生知识的朋友们一定会首先想到

"红豆薏米水"。其中，"红豆"即指赤小豆。赤小豆在我国南部普遍栽种，是豆科植物赤小豆的成熟种子。赤小豆长度仅约 0.5 厘米，形状稍扁，一侧有白色稍凹陷的种脐。在超市自行购买做药膳时，要注意与长度约 1 厘米、更大更饱满的红芸豆区分开，否则疗效就会受到影响哦。

《药性歌括四百味》记载："赤小豆平，活血排脓，又能利水，退肿有功。"赤小豆性平，味甘、酸，归心、小肠经，善于活血利水，对化脓性的疾病和偏热性的水肿都有良好的作用。赤小豆富含蛋白质、维生素和矿物质，可以搭配鲤鱼、薏米等做成药膳，治疗营养不良性水肿。在医圣张仲景的方剂中，赤小豆配伍麻黄、连翘等治疗湿疹、过敏性荨麻疹等皮肤病和慢性肾炎等内科病，也可配伍当归治疗血热肉腐而化脓的疾病。

在百姓家中，赤小豆最为人熟知的功效还是祛湿消肿。然而并不是所有的水肿都能够用赤小豆治疗。那么，我们怎么把握赤小豆的适应人群呢？

首先，赤小豆和红豆薏米水都适用于体质湿热的人。这类人往往身形较胖、说话有力，有口臭、爱吃油腻高热量的食物，有时觉得恶心、困倦、头脑不清醒，面部常泛油光、起痤疮，手脚摸起来是热的、汗津津的，舌头红，舌苔又黄又厚。这类人喝一点红豆薏米水，是有助于利湿清热、恢复体质的。

但脾胃虚寒生湿的人就不适合服用赤小豆了。这类人虽然也有困倦恶心、身形较胖等特点，但平时往往少气乏力、手脚凉而怕冷、吃东西很少、食欲不振，对油腻的东西难以接受，容易感冒，舌头也是淡白的。这类人吃赤小豆反而会伤害脾胃的阳气，加重病情。此外，根据药物记载，赤小豆性逐津液，不能久服，容易伤阴血、耗肌肉，使人枯瘦。因此，用赤小豆时应适可而止，偶尔作为食疗给适合的人服用。

89. 葫 芦

葫芦本作"壶卢"。壶是盛酒的器皿，卢是装水的器皿。葫芦大腹圆口，不仅外形与壶、卢相似，去瓤之后也确实可用于盛装酒水饭菜，因此得名。不过，与它装水的用途相反，葫芦本身具有利水的功效。葫芦、冬瓜和瓠子乃是利水"三果行"。陶弘景认为，与同具利水功效的冬瓜相比，葫芦略逊一筹；苏敬则认为陶弘景纯属不懂行，葫芦、瓠子都胜过冬瓜。

《饮膳正要》里记载了葫芦"撇列角儿"，也就是葫芦馅儿的饺子。时至今日，葫芦依然是日常生活中常见的食物之一。本处介绍两种葫芦美食。

清炖葫芦汤。取葫芦 500 克，去瓤，切成薄片，水烧开后加入，煮沸 3～5 分钟即可，加油、盐、葱花等各适量，即可。味道清香，口感细腻，尤其适合炎热夏天食用。

清炒葫芦丝。取葫芦 500 克，去瓤，切成丝，取生姜少许，油炸片刻后加入葫芦翻炒，至葫芦熟后，加盐适量即可，也可依个人口味加蒜泥适量。如此做出来的葫芦气味清香，口感滑腻，适合夏日晚餐食用。

古时有炼丹服药追求长生不老的风气。过食五石散等丹药的人，即使不在夏日，也常常浑身发热，内心烦躁。魏晋时期人们衣着宽大飘逸，也与当时的服石之风有关。唐朝食疗专家孟诜发现，食用葫芦可以缓解这种烦躁，故曰其"消热，服丹石人宜之"。

《药性歌括四百味》记载："葫芦甘平，通利小便，兼治心烦，退肿最善。"扬州市名老中医王馨然尤其推崇陈瓠，认为其为健脾利水消胀之首药，用于治疗肝硬化腹水。

90. 乌梢蛇

唐代《朝野佥载》记载了这么一则佚闻。

商州有一个人得了麻风病。不仅身上生出许多红斑疹，眉毛也渐渐脱落了；他自己也很痛苦，脸上刺痒疼痛，每天仿佛有许多蚂蚁在脸上爬来爬去，手脚开始不知冷暖、活动不利。更令人伤心的是，因这病会传染给旁人，故亲人们看他的眼神仿佛在看一个罪人。终于有一天，家里的男丁们合力把他赶出了家门，在深山里搭了间茅草屋，放他自生自灭了。

没想到，这个商州人竟然在山上渐渐痊愈了。他一开始以为是山神保佑，直到有一天喝空了酒缸，在缸底发现了一具蛇骨，这才明白。原来，山里多蛇，茅草屋也没什么驱蛇的工具，有一条乌梢蛇就掉进了他的酒缸里。酒缸放在阴凉避光的地方，里面又深又黑，乌梢蛇也是黑色，盘起来大小又不显眼，他竟然完全没有发现，毫无知觉地继续喝完了整缸酒。从此，乌梢蛇可以治疗麻风的功效开始流传开来。

乌梢蛇与白花蛇（俗称"五步蛇"）功效相似，但乌梢蛇无毒，药效也弱一些。《药性歌括四百味》形容为"乌梢蛇平，无毒性善，功同白花，作用较缓"。《圣济总录》记录的"定命散"同时使用了白花蛇和乌梢蛇，另加蜈蚣，三者打粉后温酒调服，用治破伤中风所致的项强身直。

乌梢蛇是一种药食同源的中药，有兴趣的朋友不妨试试经典的"三蛇酒"：用乌梢蛇 150 克，大白花蛇 20 克，蕲蛇 10 克，生地黄 50 克，冰糖 500 克，高粱白酒 10 千克。蛇去头后用酒洗润，切段、晒干。把白酒和蛇段封入缸中封严，浸泡 10～15 天，每天搅拌 1 次，开坛后过滤，再加入熬黄的冰糖汁，混匀再滤 1 遍即可。此酒具有祛风湿，透筋骨的功效，适应于风湿瘫痪，骨节疼痛，四肢麻木，半身不遂等症。每天服 1~2 次，每次 30 毫升。

91. 香 橼

香橼是芸香科植物枸橼或香圆的干燥成熟果实。秋季果实成熟时采收，趁鲜切片，晒干或低温干燥。主要分布在我国台湾、福建、广东、广西、云南等高温多湿环境。

相传古代有个郎中，在得知邻乡突发疫疾后，与其他郎中商量前往援助。考虑到妻子一个人在家，郎中故意多采集了些药材放在家里，一来备用，二来让妻子有点事情可做，不至于胡思乱想。郎中告知哪些药材要如何切片炮制，哪些要多长时间拿去晒太阳等。以前郎中干这些活儿时妻子也没少看，时常帮些忙，因此一说她大致也懂了。另外郎中也没要求妻子做得多好，交给她的多是一些温和的、没多少刺激性的药材，只要她不无聊就行。

1 个月后，郎中忙完归来，发现妻子活泼开朗了许多，也胖了点，整日依然忙活着照顾那些药材。吃饭时，郎中发现菜的味道有点怪，像是加了什么中药一样。一问才知原来妻子在菜里加了中药粉末，她说闻到这药材的味道就非常喜欢，后来她试着往菜里加了点，这样做出来的菜味道非常好，也就离不开这味道了，每顿饭都比以前多吃了好多。郎中看了看妻子加的药粉，原来是香橼。难怪，妻子平日肝气郁结，不思饮食，多愁善感。正所谓缺啥喜欢啥，妻子喜欢疏肝解郁的香橼的味道也就不奇怪了。

后来，妻子也经常向郎中学习一些中医药知识，成了郎中的好助手，郎中忙时妻子也能独当一面。他们平时炒菜也一直习惯了加香橼，郎中也慢慢习惯了这个味道。

《药性歌括四百味》中记载："香橼性温，理气疏肝，化痰止呕，胀痛皆安。"香橼主要功效为疏肝理气，化痰止呕，临床上常用于治疗肝失疏泄，脾胃气滞所导致的胸闷、胸胁胀满、脘腹胀痛、嗳气、食少以及呕吐等症。

92. 佛 手

素有"果中仙品"之称的中药佛手又名佛手香橼、佛手柑等，雅称"金佛手"，主产于两广、川、云、浙、闽等地，为芸香科植物佛手的干燥果实，佛手本是香橼的变种之一，后逐渐形成稳定变种体系，因其果实顶端如张开的五指，正似佛祖之手而得名。《药性歌括四百味》记载："佛手性温，理气宽胸，疏肝解郁，胀痛宜用。"作为药食同源的佛手大家应该都不陌生。佛手有着多重身份，不仅是一味常用于治疗胃病的中药，还被加工生产成果脯、饮料、酒等，同时拥有花香和果香，深受国内外调香师的青睐，是很多大牌香水的前调成分之一。成熟的佛手颜色金黄，状如人手，一簇簇开放，香气扑鼻，惹人喜爱，有着独特的观赏价值。

传说很久以前，有个叫周德的青年人与母相依为命，十分孝顺。其母患有胃病，胸腹胀满、不思饮食。周德看着母亲病痛的样子，心急不已，却无可奈何。一天傍晚，周德见一群人围着一位老郎中正在求医问药，于是赶上前去，向其描述母亲的病状，求问医治良方。老郎中听完，微微一笑，遂取纸笔疾书数语，递给周德，嘱其按字条所言去做，必能医好母病。周德打开字条，上面写着："南山巅，佛手柑。山岭高，山路险。是孝子，不畏难。采得佛手柑，一半闻香味，一半入水煎。孝心可以感天地，高堂母病定能痊。"并附有一张佛手柑的图画。周德看罢，暗下决心，为治母病，定不畏难。一路上，山路崎岖，荆棘丛生，周德咬牙坚持，终于登上山巅，按照老者所画之图，找到佛手柑树。走近佛手柑，清香扑鼻，他精神顿时一振，一切乏累全都消散。周德遥空拜谢佛祖和那位老者，遂将佛手柑采摘回家，按老者所嘱，煎水给母亲服用并闻香，不出几日，母亲果然痊愈，此时周德看着桌上的佛手，正似施救于母亲的佛祖之手。

佛手辛、苦、甘、温、无毒；入肝、脾、胃三经，有理气化痰、止呕消胀、舒肝健脾、和胃的功效，能够治疗肝气郁滞导致的胃部胀痛。佛手是常见的药食同源的中药，对食疗感兴趣的朋友们，佛手是个不错的选择哦。

准备新鲜佛手50克、大米80克、冰糖适量，把准备好的新鲜佛手洗净以后切成碎块儿，再把大米淘洗干净与切好的佛手一起入锅，加入适量冰糖和准备好的清水，用大火煮开以后再用小火慢慢熬20分钟，熬好以后的佛手粥出锅降温就能食用。这道佛手粥适用于平时脾虚容易肚子胀的人群。

佛手和玫瑰一起泡茶非常的清爽，我们在制作的时候可将佛手放在水里，煎煮20分钟，然后把佛手药汁放在玫瑰花中冲泡，这道佛手玫瑰茶有一定的理气解郁的作用，适合情绪抑郁、胸脘痞闷的人群。

但是朋友们，并不是所有的胃痛都适合用佛手治疗，佛手性偏温燥，容易伤阴，所以阴虚的人不宜过多服用佛手哦。

93. 薤 白

薤白，别名小蒜、野蒜，以百合科植物小根蒜或薤的地下鳞茎部分入药。薤白主要生长在郊外，与大蒜形状颜色相似，口感微辣，民间常用作调味料的补充，属于药食同源的范畴。然而，薤白与大蒜有所不同。其味淡薄，不似大蒜刺激较甚，服用后有开通胸膈之感。

薤白与中医药的故事可以从医圣张仲景说起。在东汉时期，名医张仲景担任长沙太守。他在处理政务之余也坐诊公堂，为穷苦百姓治病，深受当地百姓敬仰。有一次，他视察地方官员工作，正逢当地抢收粮食。有一名男子在田垄上行走之时忽然捂住胸口，表情痛苦万分。张仲景快步走向前去，扶住壮汉关心询问。原来，他家中只有男丁一人，为了争取收割时间，他已经连续3天没有好好休息，刚才行走之时突发胸部闷痛，心中悸动，不得不停下手中农活。

张仲景看到男子唇色较暗，表情凝重起来。仔细搭脉诊断，发现这名壮汉的寸脉有异样，仿佛一根铁丝一样坚硬。于是他进一步观察男子的舌头，果不其然也是呈现青紫色，舌下血管十分粗大。张仲景嘱咐男子好好休息，命属下替其收割剩余的粮食。张仲景看到男子痛苦之状，深深怜悯，想要寻求一种救急之法以缓解胸痛。可是，在田间地头，有什么可以用来救急的药物呢？张仲景不禁陷入了深思。

当他把目光投向田间时，忽然看到了薤白的叶子，脑中灵光一现，于是走过去采挖了几颗薤白。张仲景曾经品尝过这种植物，认为其气味辛辣，能通行胸中血脉，对于劳累所致胸痛应该有一定作用。男子接过张仲景掰好的薤白，犹豫着放进口中咀嚼。刚入口虽有些难以接受，但吞服几次后感觉十分舒爽，像是冲散了胸口的郁结，没有那么痛了。又过了一小会，男子确实感到一阵轻松，行走活动如常。他向张仲景深深鞠躬，表达自己的感激之情。张仲景后来将用薤白治疗胸闷的经验总结在《伤寒杂病论》中，临床沿用至今。

《药性歌括四百味》记载："薤白苦温，辛滑通阳，下气散结，胸痹宜尝。"古代称呼胸痛为胸痹，即胸中气机被痹阻，不通则痛。而薤白具有辛辣的气味，同时含有滑利的汁液，能够消除胸中痰食、水饮、气血积滞，从而起到止痛的效果。现代研究表明，薤白具有抑制血小板聚集、降血脂、抗动脉粥样硬化等多种药理作用，临床上可治疗心绞痛、冠心病、高血脂和心肌缺血等疾病。薤白还具有化痰的效果，能消除上呼吸道感染、哮喘导致的咳吐白痰，从而起到平喘作用。除此以外，薤白外用也不失为一味良药。将生薤白捣烂，同醋混调，敷在疮疡肿痛部位，可以起到消肿定痛之功。

薤白与大蒜相近，在民间药膳中广为应用，有两种常见的做法可供参考。其一，将新鲜的薤白掰开，用刀切成较小的碎末，同椒盐一起，均匀洒在面饼上蒸食。制作出的薤白小饼鲜香美味，食用后通畅胸中气滞，开胃助消化。其二，取少量的薤白末与栀子、未脱壳的大米一同熬粥，每次服用一碗。可以用于辅助治疗胃肠感染所致的泄泻、痢疾。

94. 刀　豆

刀豆是美味的蔬菜，与四季豆、豇豆相类，刀豆要长得大得多，远远地看着，还真像一把把绿色的弯刀挂在枝头。吃的时候嫩荚连同种子一起食用。和四季豆一样，刀豆要是没有煮熟吃了容易中毒。浙江一带人常把刀豆腌了之后炒着吃，吃着脆脆的，酸甜可口。刀豆也属于药食同源的植物。《药性歌括四百味》记载："刀豆甘温，味甘补中，气温暖肾，止呃有功。"关于刀豆，还有一个故事。

易祓（fú）是南宋中后期的著名学者，是湖南名士。传说易被一直在太学读书十年，他的妻子曾经寄给他一首词《一剪梅》"染泪修书寄彦章。贪做前廊，忘却回廊。功名成就不还乡。铁做心肠，石做心肠，红日三竿懒化妆。虚度韶光，瘦损容光，不知何日得成双。羞对鸳鸯，懒对鸳鸯"来呵责他。

于是，易袚怏怏回到家中，宋孝宗淳熙十二年，终于获得殿试机会。因为高兴，加之紧张，他居然呃声连连，全家束手无策，邻居有位大娘见了，从家中菜园摘了把外形似刀的豆荚煮汤喂他食之，居然止住了。原来这豆荚因形态像刀，故名，俗称"大刀豆"，也叫"挟剑豆"，在乡间早有人食之，当地农村，历来家家都种刀豆。妇女们还采用鲜嫩的刀豆，巧制刀豆蜜饯，俗称"刀豆花"，为迎宾待客，馈赠亲友的珍品。

第二天上殿，易袚对答如流，殿试第一，孝宗大喜，召见于便殿，询及楚沩风物，袚于对答中，盛赞邑中妇女巧手制之刀豆花，形、色、味、艺，无不绝妙。后袚官至礼部，曾以蜜浸刀豆花尽孝宗，孝宗称喜。于是宁乡刀豆花驰名京师。相传自此刀豆花一直被列为"贡品"。

后来，人们发现"刀豆"还有降气止呕，温肾助阳的作用，李时珍也曾对其盛赞。以后，人们还发挥集体智慧，把"刀豆"的豆荚、种子做成菜、零食、点心等，广为流传。

美味和健康两不误，还没有品尝过刀豆美味的朋友是不是已经迫不及待了呢？

95. 玫瑰花

玫瑰，别名"蔷薇"，向来以色彩明艳、奔放热情而著名，深受我国古代诗人、画家的喜爱。宋代诗人李至这样描绘玫瑰花开得绚烂场景"烂胜燕脂颗，殷於烈焰堆。浓将丹笔染，碎把绛绡裁"。因其美好的姿态，玫瑰花可作为好友间赠送礼物的首选，如徐夤所说"秾艳尽怜胜彩绘，嘉名谁赠作玫瑰"，充分展露出玫瑰花的文化魅力。

玫瑰花用于治疗妇人情志疾病的传说可追溯到风雅多情的明成化年间。金陵秦淮河畔是富家子弟的逍遥场所，也是举子赶考的必经之地。有一位书生背着行囊匆匆而过，不小心撞倒一位公子。书生连忙道歉，弯腰作揖。一抬头，发现公子打扮的干净清秀模样。公子似乎有些脸红，书生感到有些奇怪，于是打算告退。然而公子却邀请其一同游玩秦淮河，书生欣然允诺。一路上他们畅聊诗词歌赋，民间趣闻，人生经历，发现彼此很多心有灵犀之处，感慨相逢恨晚。

离别之时，书生提出等到考后再相聚，公子默默点头目送书生离开。时间眨眼过了3个月，书生奔赴相约的地点却并没有看见公子的身影。又连续几日还是毫无踪迹，书生打算起身回家。然而他路过一家府邸时，看见了当时公子的侍从，于是上前询问。没想到结果令书生大吃一惊，所谓的公子竟是侍郎千金，而在这3个月里，其父亲要逼迫女儿出嫁，女儿誓死不从，甚至大病一场，胁痛不止。

书生心中对小姐产生了爱慕之情，他打算寻找机会进入府中。书生更换了衣物，背起一个药箱走到府邸，吆喝善治天下胁痛之病。侍郎听见了他的呼喊，于是派人将书生请进了房间内诊病。书生看到小姐果真面色暗黄，嘴唇发黑，一副病怏怏的样子。他支走了身边的人，轻声呼唤小姐名字。小姐醒了过来，发现书生后眼中焕发出别样的神采。书生上前紧紧抱住小姐，原来两个人早已在心中留下了对方的影子。书生从药箱中拿出一束鲜艳的玫瑰花送给小姐，小姐收到花束十分开心，相约几日后再来。为了掩人耳目，书生假意称玫瑰花为药引，需要每天服食。说来也是神奇，小姐每天想念书生时，就服用玫瑰花煮成的茶水，真的可以解除忧愁，使得病情一天天好转，胸胁再也没有胀痛的感觉。再后来，小姐的身体完全得到康复，书生科举高中进士，终于如愿以偿迎娶了侍郎千金，他们幸福地生活在一起。

可见，玫瑰花不仅是定情的信物，也是解决情志疾病的妙药。《药性歌括四百味》中记载："玫瑰花温，疏肝解郁，理气调中，行瘀活血。"由于忧思过度，情志不舒，往往导致肝郁气滞，影响脾胃的消化以及血脉的运行。抑郁之人面色青黄，两颊部位常有黑斑出现。除此之外，也会出现经期不调，胸胁胀痛，失眠多梦的症状。而玫瑰花气味芳香，具有舒肝悦脾的特点，能够通过理气活血改善诸多抑郁症状，缓解乳腺结节、甲状腺结节的不适感。在日常保健中，常用玫瑰花与玳玳花、合欢花、腊梅花同煮花茶，每日 2 次。女性经常服用花茶，心情愉悦，自然也能像花儿一般健康美丽，青春不老。

96. 鸡子黄

鸡子黄，是我们每天早上吃的鸡蛋里面的蛋黄。它有什么独到之处，将其作为中药单独拿出来用呢？生用熟用又有什么区别呢？

鸡蛋在我们日常生活的膳食中扮演了重要角色，可以说我们与它形影不离，可以煮成茶叶蛋吃，还有用各种菜炒鸡蛋，是厨房中不可缺少的食物。尤其是很多地方在产妇坐月子时，亲朋好友都是人人拎着鸡蛋过来看望，可见它在我们大家眼里是非常富有营养的食品。

的确如此，中医学认为鸡蛋尤其是鸡子黄属于血肉有情之品，不同于草根树皮等植物药。鸡子处于混沌未成形的状态，属于动物类药，它的补益力量远胜于金石草木。《药性歌括四百味》载："鸡子黄甘，善补阴虚，除烦止呕，疗疮熬涂"。

之所以把蛋清和蛋黄分开用，是因为中医学认识到他们的性质和功效是不同的。鸡子白质地清稀，味道甘淡，性质偏凉一些，偏于清热，一般用它来治疗一些上火的病症，比如嗓子红肿痛或伴有声音嘶哑、眼睛发红灼热等，咽部疾病生用含咽效果很好。而鸡子黄性质平和一些，濡润淳浓，偏于补益，其生熟功效也有差异。

生鸡子黄质润黏稠，中医学认为它可以补充人体内液态物质，比如唾液、汗液、血液等。例如，如果人体丢失过多汗液，会自觉干燥、烦躁，出现胃肠痉挛、小腿抽筋，用现代机理说应该是水电解质代谢紊乱，在中医学看来这是阴虚生风，即体液不足，人体组织失于营养，出现了如同树叶中的水分蒸发后蜷缩僵直的这种状态，因这种状态出现迅速突然，中医学称为抽风。这时用生鸡子黄就可以滋阴润燥，养血息风，即补充体液，纠正假象的亢进表现。因此，生鸡子黄可以用于这种因为缺少体液而出现的口干舌燥、心急火燎伴有失眠、抽风、恶心呕吐。

熟鸡子黄干涩多燥，在我们只吃蛋黄不喝水的时候就会发现容易被噎住，因此中医学认为它能够固涩大肠。民国时期的名医张锡纯用熟鸡子黄和药用山药即铁棍山药熬粥治疗慢性的腹泻。小朋友喝的话，还可以放点白糖，口感会更好。此外，熟的鸡子黄还可以熬出油备用，称为凤凰油。可以敛疮生肌，用于烧烫伤、溃疡、湿疹、皮炎、手足皲裂、疮癣，效果不错，不过感染化脓的创面不宜使用。普普通通的鸡子黄竟然这么多讲究，可以有这么多用途，真是平淡之极，乃为神奇。

97. 胖大海

胖大海，是我们平常生活中常见常用的一味药材。别名大海、大洞果、安南子等。虽然你可能没有见过它，但是你绝对听过它，颇有王熙凤"未闻其面先听其声"之感。想想在日常生活中，你会不会碰到以下对话。例如，"我最近怎么嗓子总不舒服，咳嗽，喉咙痛，还说不出来话？""我上次也这样，你要不泡点儿胖大海喝，挺管用的。"《药性歌括四百味》称胖大海"清热开肺，咳嗽咽疼，音哑便秘"，可见其具有清热润肺，利咽开音，润肠通便的功效，能用于干咳声哑、咽喉干痛、便秘等症。胖大海确实有这个本事，不仅能让嗓子舒畅，还能解决便秘的问题。

不过虽然常见常用，但国内对胖大海的需求主要依靠进口，因为胖大海是梧桐科植物的干燥成熟种子，适宜在热带地区种植，产地多在越南、印度、泰国及印度尼西亚等国。

而胖大海这个名字的起源，也和它的原产地越南即古代的安南国有联系。相传，很久以前，有个叫胖大海的青年经常跟着叔父坐船，从海上到安南大洞山采药。大洞山有一种神奇的青果能治喉病，给喉病患者带来了希望，但大洞山上有许多毒蛇野兽出没，一不小心就会丧命。胖大海很懂事，深知穷人的疾苦。他和叔父用采回来的药给穷人治病，经常少收或不收钱，因此穷人对大海叔侄非常感激。有一次，叔父病了，大海独自一人到安南大洞山去采药，一去几个月都没回来。叔父病好了以后，决定到安南大洞山去看看到底发生了什么事情。叔父回来后说："据当地人传说，去年有一个和我口音相似的青年采药时，被白蟒吃掉了。"大海的父母听了大哭，邻友们也跟着伤心流泪，说他是为百姓而死，大家会永远记住他，于是，便将青果改称为"大海"，又由于大海生前比较胖，也有人把它叫作"胖大海"。

胖大海的名字和功效也就这样自古沿用至今。每逢冬季，胖大海的销量都会呈上扬走势。胖大海可以沸水泡服或者煎汤服用，每次放 2~3 枚。不过，注意糖尿病患者慎服，因胖大海含有半乳糖、半乳糖乙酸等，摄入过多会引起血糖升高。另外低血压患者也应慎服，因胖大海具备一定降压作用，可能引起血压降低。

98. 昆 布

中药昆布来源于海带科植物海带或翅藻科植物昆布的干燥叶状体。主产于辽宁、山东、浙江、福建。夏、秋二季采捞，除去杂质，漂净，切宽丝，晒干。气腥，味咸。以色黑褐，体厚者为佳。

昆布包含的品种从古至今就不止一种。所以在日常生活中大家可能有不同的叫法。据有关专家考证，《本草纲目》和《植物名实图考》上记载的昆布，是生长在东海沿岸翅藻科的昆布，因为古代的医药学家们发现海带和昆布有同样的功效，所以两者就不分彼此一概称为昆布，一直沿用至今。

《药性歌括四百味》中记载"昆布咸寒，软坚清热，瘿瘤癥瘕，瘰疬痰核"。这主要强调了昆布可以软坚散结，其中的"瘿"指的其实就是现在的甲状腺疾病，这其中还流传着一个小故事。

一个叫白海的渔夫捕鱼捕到了一只蚌儿，里面站着一位叫小七的小姑娘，小七想回海里，白海便送她回去，为表感谢，小七和她的六个姐姐想每人送一颗珍珠给他，白海起初回绝，后来听说将珍珠用红丝线穿上可以治哥哥的大脖子病，便收下了。白海回去不仅治好了哥哥的病，还用珍珠项链帮别人无偿医病，七位姑娘也会偷偷帮白海捕鱼。直到有一天，白海的哥哥白山私自将项链献给皇上治病，皇上虽然病好了，却怕以后发作，故将项链扣下。白海知道后跟着哥哥去见皇上，拒绝了皇上黄金和当官的赏赐，仍执意要回项链，皇上为难他说："只要你能替我干两件事，我马上可以还给你珍珠项链。"

白海凭借自己的聪明才智和七位姑娘的帮助完成了皇帝的刁难，但皇帝却诬赖珍珠项链是白海偷来的，将白海眼睛弄瞎推下海，七位蚌姑娘将他接住，将船撞翻取回项链，用两颗大珍珠放进白海眼眶，使其恢复。姑娘们为了避免这种事情再次发生，就将剩余五颗珍珠弄成粉末涂在白海的腰带上，然后手一扬，腰带就变成一条很长很长的带子飘在海里，并嘱咐白海上岸后告诉大家，多吃这些带子就不会生大脖子病了。

后来为了纪念白海的功劳，大家称呼其为海带。前面也提到了中药昆布就来源于海带科植物海带或翅藻科植物昆布的干燥叶状体，也就是说昆布是属于海藻的。在十八反里有这样一句"藻戟遂芫俱战草"，藻就是指海藻，草就是指甘草，现在这两味药都是常用的中药。但是后人对十八反也有很多不同的看法，一直沿用至今的海藻玉壶汤中也含有海藻、甘草两味药材。可见，甘草与海藻的配伍不是绝对禁忌的，其应用可能受疾病性质、用法用量、炮制效果、药物组方的影响。

另外，现在大家会用含碘盐来预防一些甲状腺疾病，自然界的碘分布是不均衡的，海产品中含碘量比较多，而昆布也正是含碘多的海产品，我们的先辈们早就开始用含碘的药物如海藻、昆布来治疗甲状腺疾病了，这是不是也体现了传统中医学的魅力呢？

99. 海 蜇

有一首诗描述海蜇为"层涛拥沫缀虾行，水母含秋孕地灵"

（谢宗可《海蜇》）。海蜇不仅是一味美味菜肴，还有一定的药用价值，是一味治病良药。加工后的海蜇，伞部者称为海蜇皮，腕部者称为海蜇头，其商品价值海蜇头贵于海蜇皮。关于海蜇的来历，还有这样一个传说。

法海禅师因为干涉白娘娘和许仙的婚事，闹了个水漫金山，害了千万生灵。玉皇大帝非常生气，要求捉拿法海禅师。法海和尚东躲西藏，无处藏身。最后，他找到一个安全的地方"蟹壳"。仓皇之中，法海不小心把僧帽弄丢了，这帽子就变成了漂浮在水中的海蜇。

也就在那一天，东海龙王的小女爱上了凡人鱼郎，趁月黑人静时偷逃出了龙宫。龙王得知爱女弃宫出走，慌忙派出了虾兵蟹将去追寻。虾兵蟹将越追越近，龙女忽然发现海面上有一个漂浮的东西，急中生智躲了进去。龙王一怒之下施了个法术，喊道："定！"从此，龙女再也没有从帽子底下钻出来。

至今，人们揭开海蜇伞一样的体盘后，还能看到一尊面容白皙娇嫩、金丝银发的"少女"。据传，龙女遭到父王陷害后，愈发觉得父王残忍，于是她千方百计地搜集海中毒素，希冀有一天同父王决一胜负。这也是人们在捉捕海蜇时，稍有不慎便被蜇得一片红肿的原因。

《药性歌括四百味》中记载："海蜇味咸，化痰散结，痰热咳嗽，并消瘰疬。"中医学认为，海蜇有清热解毒、化痰软坚、降压消肿的功效。对支气管炎、哮喘、高血压、胃溃疡等症均有疗效。海蜇有促进上皮形成、扩张血管、降低血压、消痰散气、润肠消积等功效，同时还能清肠胃，保障身体健康。海蜇性平，基本是老少皆宜，诸无所忌，多痰、哮喘、头风、风湿性关节炎、高血压、溃疡病、大便燥结、各种脂肪肝患者更适合多吃海蜇。与尘埃接触较多的工作人员常吃海蜇，可以去尘积，清肠胃。

100.荸荠

凡到广东凉茶摊、糖水铺、早茶楼，必然能见到这样一种介于水果和蔬菜之间的食物"马蹄"，其地位之稳固，堪比北京秋天的小吊梨汤。事实上，它也正有"地下雪梨"的美称。不过，去菜市场逛一圈就能发现，这个称霸江湖的神秘蔬果，其实就是安徽、江苏一带冬春时节常见的荸荠。

有这么一件让人哭笑不得的事：扬州一村民向记者抱怨，有一群野鸭天天晚间去偷吃地里的荸荠，而且从前几年的两三只，变本加厉至如今的一大群。其实古人很早就观察到野鸭对这种果实的喜爱，索性将其命名为"凫茈"，意为野鸭爱吃的紫色果实；后来这一名称逐渐讹传为"凫茨"，再讹传为而今的"荸荠"。

《药性歌括四百味》记载"荸荠微寒，痰热宜服，止渴生津，滑肠明目。"至于《本草纲目》所载其滑肠功效甚至可融化铜钱的说法，未免有些夸张。单用鲜荸荠一味去皮榨汁冷饮，即是清利咽喉的良药。广东街头常见的竹蔗茅根马蹄水也可加粳米煮粥，具有清热生津，下气润燥，止咳化痰，利尿消肿的功效，只需竹蔗300克，干茅根25克，大米100克，马蹄4个即可。

101.八角茴香

八角茴香是一种非常古老的香料，最早起源于中东地区，几乎所有人都知道大茴香是一种常见的调味料，但是很少有人知道大茴香除了是调味品，更是一种中药材，又称大茴香、八角，是木兰科八角属植物八角的果实，主要分布于我国大陆南方。

八角茴香最早载于《本草品汇精要》，说此药呈红黑色，如钱币大小，八个角向外辐射，每个角中都有一枚种子，就像皂荚种子一样，这种子便是八角茴香的入药部位。

关于此药还有一个非常美丽的故事。

传说龙王的第八个公主经常变成小蛇，出潭游玩。有一天，公主被农夫误踩断了尾巴，受伤的尾巴卡在了树枝上，被一个叫狄冒的小牧童救治了。

几年后，公主再次出潭游玩。当年的小牧童长成了英俊青年，公主见后心生爱慕，便偷偷吃了一口狄冒的花糯饭，可不小心将自己身上的龙鳞掉进了花糯饭里。误食龙鳞后的狄冒生了一种大肚子病，肚子中全是红、黄、黑、蓝的鳞。公主一看就知道自己闯祸了，主动为狄冒治病，日久生情，两人很快结成了夫妻，并诞下儿女。

天庭知道后命雷神下界捉拿公主，八公主不愿离开丈夫和儿女，将躯体、灵魂化为八片花瓣，永留人间。

后来，漫山遍野长出一种香味浓郁的树，结出八角形的果实，人们称它为八角树。现在蓝靛瑶妇女头上戴着的八角太阳芒银盘，就是为了纪念这位善良美丽的八公主。

八角茴香除了有美丽的传说，同时具有神奇的功效，是名副其实的厨房药材。《药性歌括四百味》记载："大茴味辛，疝气脚气，肿痛膀胱，止呕开胃。"因其性味辛温，故可治疗寒性疾病，具有温阳散寒的作用，可用于治疗寒疝腹痛、腰膝冷痛、寒湿脚气等沉寒痼疾。如遇食冷后所致的腹痛腹泻，取此药研末外敷于脐部，可起到散寒止痛的功效。

102. 西　瓜

　　西瓜是常见的夏季水果，汁液清甜爽口，深受民众喜爱。在夏季，无论是将西瓜果肉切块做成沙拉，还是榨汁成为饮品都是不错的选择。比起橙子的酸甜诱惑，西瓜的美味更像是舌尖的清凉冲浪，将热意席卷而空。然而您是否能猜测到，西瓜果肉和它的翠绿外皮，也算是一类中药呢？

　　我们不妨先从化学组成来看，西瓜果肉中富含瓜氨酸、精氨酸、维生素 C、β- 胡萝卜素等微量元素以及糖类、钾盐。它能快速补充因汗出而大量丢失的钾盐及水分，促进利尿，调整水盐平衡，改善口渴症状。而中医学认为，暑热季节不仅导致汗液的分泌而损失津液，实际上也损失了津液中的元气。大量汗出意味着同时消耗人体的津气，造成气津两伤，因此会感到口渴、乏力。暑热之邪也会深入于脏腑，引动内火旺盛，主要表现为心烦，体温上升，脉搏洪大有力。

　　明代汪颖在《食物本草》中记载西瓜瓜肉有"天生白虎汤"的美誉，能够以食疗的方式治疗暑热内盛。清代著名医家王孟英以亲身经历验证了这一功效。有一个夏日，王孟英在家中收拾正准备外出，突然有一个行人晕倒在门口，不省人事。王孟英看到后顾不上穿好鞋子，连忙跑出卧室查看患者的体征。晕倒患者的皮肤十分灼热，手掌抚摸上去有一层汗出，像是在摸蒸笼一样。王孟英沉着冷静，跪在一旁仔细诊脉，发现脉搏洪大有力，跳的次数很快。确认没有中风偏瘫的迹象后，他和随从一起将患者放置到屋内阴凉之处。先是用扇子送风，再用毛巾拂拭汗水，可是患者毫无反应。王孟英不慌不忙，让妻子把西瓜榨成汁徐徐灌入患者口中。过了一会，他的妻子惊讶地发现，患者逐渐恢复了意识。王孟英嘱咐患者继续服用剩下的两碗西瓜汁。伴随着体温的下降，患者的脉搏也恢复了正常。患者连连感谢王孟英高明的医术，要付诊金。王孟英却幽默地回复不如再买一个西瓜吃，众人都哈哈大笑。

《药性歌括四百味》记载："西瓜甘寒，解渴利尿，天生白虎，清暑最好。"西瓜是清热解暑的佳品，味道可口，老少咸宜。除果瓤外，瓜皮可以入药，通常称为"西瓜翠衣"。与果瓤相比，西瓜翠衣清热利尿的作用更强，但是生津益气的作用偏弱。如果平时出现口腔溃疡、口苦咽干、小便偏黄的症状或是下肢水肿，可以服用西瓜翠衣熬成的汤，也会有很好的效果。

冰镇西瓜虽然好吃，但是平时手脚冰凉、易腹泻的人群需要注意，切莫逞一时口腹之欲而坏了身体健康。

103. 莱菔根

莱菔根就是日常所说的白萝卜根。《诗经》中"采葑采菲，无以下体"的"菲"，据后人考证就是指的萝卜。汉朝时称"芦菔"，隋唐之后相当长的时间里，"莱菔"是其主要称呼，它的种子入药便称"莱菔子"。而"萝卜"的叫法是从宋代开始，并流行至今。

老百姓的菜篮子里经常能看到它的青白倩影，肥美可人，甘甜微辣，嘣脆多汁，生熟可啖，实乃不可多得之佳肴果蔬。在京味儿十足的电视剧里可能会看到这么一幕，小贩担着一根扁担挑着两箩筐，在胡同里喊，萝卜赛梨来——辣了包换。这就是京城的"心里美"，绿皮红心，可以生吃，也可以切成细丝儿，放上白糖、醋和香油凉拌，一样可口。天津的"卫青"萝卜皮细光亮、肉色翠绿，尾部呈玉白色，水头儿更大些。来到山东，"潍县萝卜"当属精品。因为它有三分之二露在土上呈深绿色，土下部分皮色黄白，因此又称它为"高脚青萝卜"。还有江苏如皋的白萝卜，通体雪白，嚼而无渣，以嫩、脆、甜享誉四方。

在这里，还有一个关于它的小故事。文人郑板桥曾任潍县县令，他为官清正，两袖清风，既不贪墨受贿，也不阿谀送礼。某一年，朝廷派了一位娄姓钦差到山东巡查。这位钦差平日贪赃舞弊，这次正好想趁机搜刮一番。于是他为了让郑板桥给他送礼，先给郑板桥送去一百两银子。按照当时不成文的习惯，上级给下级送礼，下级不收的话便是失礼，收的话要还礼，还得是加倍地还礼。郑板桥心知肚明，但他还是收下了。过了几天，钦差来到潍县，郑板桥便让几个人将一个扎上红缎子的大食盒给抬到钦差大人那里。钦差大人一看到沉甸甸的大食盒喜出望外，等他解开红缎子，打开食盒一看，气得七窍生烟，原来食盒里装的不是别的，而是一个个的大萝卜。除此之外，还有一张纸，上面写着四句诗："东北人参凤阳梨，难及潍县萝卜皮。今日厚礼送钦差，能驱魔道兼顺气。"《药性歌括四百味》载："莱菔子辛，喘咳下气，倒壁冲墙，胀满消去。"

故事真假已经无从考证，不过萝卜一身都是宝，其顺气消食、防病保健是为老百姓所熟知的。李时珍在《本草纲目》中一口气写下萝卜的九个"可"："根、叶皆可生可熟，可菹可酱，可豉可醋，可糖可腊，可饭，乃蔬中之最有利益者。"山东地区的渣豆腐就是用萝卜缨子、白菜叶、莴苣叶、芹菜叶以及野菜等洗净剁碎，加上黄豆面和盐，水煮焖好后享用。萝卜皮加上佐料晒干儿或者腌制做成咸菜，入口或劲道或爽脆，是下饭的绝佳小菜。到冬天，萝卜切成丝，加上黄豆，放上盐，喝一碗玉米面咸粥真是浑身暖洋洋。萝卜可以配牛肉、羊肉、排骨炖菜熬汤，清香爽口和浓郁滑嫩相激相荡，融为一体，谁人不爱。

为什么它如此受欢迎呢？中医学讲药食同源，萝卜就是其中的典型代表。"冬吃萝卜夏吃姜，不用大夫开药方""鱼生火，肉生痰，萝卜青菜保平安""冬吃萝卜赛人参"等俚语话糙理不糙，的确如此。太阳从赤道往北走，大自然在春夏两季时蓬勃生长；太阳去往赤道以南，万物在秋冬季节蛰伏收藏，人也如此。在春夏季节，脱去棉衣，衣着清爽，内里肠胃容易受寒，常见腹痛、腹泻、消化不良，因此夏要吃姜。秋冬季节，一方面添衣加被，内里非常温暖，另一方面秋季丰收，讲求贴秋膘，秋冬进补以缓解酷夏的疲乏，抵御严冬，伙食自然不错，还有就是"风刀霜剑严相逼"，户外活动减少，因而这些因素有可能造成积食内热，出现口臭口黏、痰多、纳差、腹胀、便秘，所以冬吃萝卜。我们讲萝卜味属甘、辛，是嘴巴尝出来的；性质偏凉，是因为看到它可清热。吃完之后，觉得口腔清爽了、胸腹宽松了、痰少了、胃口好了、排气多了，所以认为它有清热、下气、化痰、消食的功效。

物无美恶，过则为灾。在此提醒，萝卜性质偏凉，体质平衡或者偏于虚寒的人不宜久服。萝卜虽好，可不要贪吃哦。

104. 黄　芪

黄芪是用于补气的"圣药"，它功效强大，《药性歌括四百味》说："黄芪性温，收汗固表，托疮生肌，气虚莫少。"

"金井玉栏菊花心"是人们在鉴别黄芪饮片（指经过加工的中药材，可直接用于调配或制剂）时对它的赞美。黄芪饮片切面的最外圈呈白色，因此被叫作"玉栏"，其内黄色或淡黄的一圈称为"金井"，饮片中间是放射状的"菊花心"，有上述特征的黄芪就是入药的正品。

黄芪之所以被称为"圣药"，是因为它具有强大的补气功效。"气"在中医学来讲，是维持人体正常运转的重要物质，人体缺少"气"就会气虚，气虚的人有身体虚弱、乏力、头晕、说话气息不足等表现。现代医学中的心衰、尿毒症等危重疾病也与气虚有关。

黄芪与人参相同的不只有切面的特征。清代著名医案《续名医类案》中，就记载了一则以黄芪代替人参救人的故事。

一年初夏，吕东庄的家人操劳过后感冒发烧，病人感觉嘴里发苦，痛苦难以名状。有医生来为他治疗感冒，可病情非但没有好转，反而越发虚弱，嘴里更苦了。

这时，吕东庄把脉后，明白患者虽然是感冒，但脉象显示其身体虚弱，治疗感冒的寻常方法并不适用。用错了方法，会损伤病人的正气，没有了正气的守护，外邪会更加深入体内，今晚这人必定会神志不清，胡言乱语，必须用人参才能救他的性命。可是，吕东庄手头的人参不多，只有五钱，药量根本不够，好在他还有大量的黄芪，于是就留下了人参五钱、黄芪一两用于救急。

患者当晚果然胡言乱语、狂躁不安，看起来已经是无药可救了。吕东庄却说没事，是人参的量不太够，但没关系，好在黄芪量多，再等一等，汗出来了就好了。身边的家人正犹豫怀疑，过了一会有人大喊："出汗了，出汗了！"患者当晚便退烧并恢复了神志，此后经过调理逐渐痊愈。

现代医学已经证明黄芪具有增强免疫力、保肝、利尿、抗衰老等多种功效，因此它被广泛应用于心脑血管、肺、肝、肾等脏器相关的重要疾病。可见黄芪的厉害。

其实，黄芪是一味可以用于家庭养生且很接地气的中药，平时用它泡水代茶或用黄芪水煮粥，都可以起到益气固表（补充人体之气，以加强肌体防护能力）的作用，气虚患者不妨在中医医生的指导下多喝些黄芪水。

105. 天　麻

　　传说太上老君看到人间太平盛世，高兴得手舞足蹈，却不小心碰开了仙丹瓶的瓶盖，一粒仙丹落在长白山，后来长出天麻，被民间视为天赐之物，因其专治头晕目眩和半身麻痹瘫痪，故而得名"天麻"。

　　天麻又名"赤箭""神箭""定风草"等。在我国，天麻的使用历史悠久。随着用量的加大，野生天麻数量日益减少，故属于名贵中药材之一。野生天麻常生于疏林下，林中的空地、林缘，灌丛边缘。天麻始载于《神农本草经》，但是在后来的很长一段时间里，人们虽然知道天麻的药用价值，但并不知道天麻是从哪里来，也不知道如何生长，更不知如何才能繁育，这便为天麻增添了很多传奇色彩。

　　天麻功效的发现相传是在神农氏时期。某天，神农氏上山采药时，从山坡上不小心滑了下来。这一下摔的是眼冒金星，头晕目眩，一时难以站立起来。正在一旁休息之时，忽然发现离他不远处的草地上插着一支箭，仔细观察后才发现这是一种奇怪的植物，赤色的茎秆上没有一片绿叶，如同一个赤色的箭深深的插在了土里。神农氏趔趄着走过去，将这植物拔了出来。发现它的根部很是粗大，犹如土豆。因为当时肚子饥饿，便就地找了水源将这土豆似的东西洗净并煮熟充饥。吃过之后神农氏突然感觉头不晕了，身体也轻便了，回去让其他具有眩晕症状的病人服用，发现效果甚佳，颇为神奇。神农氏想起它的样貌，认为它乃是上天救世之箭，解救百姓疾苦，便将这种植物取名为赤箭、神箭。在历史的长河中，天麻这种药材主要依靠野生获取。随着科技的进步，现多人工栽培。

　　天麻在治疗头痛方面的优势很早便被医家获知。《药性歌括四百味》中记载："天麻味甘，能驱头眩，小儿惊痫，拘挛瘫痪。"天麻具有息风止痉，平抑肝阳，祛风通络的功效，用于治疗小儿惊风、癫痫抽搐、破伤风、头痛眩晕、手足不遂、肢体麻木、风湿痹痛等病症。有人将天麻的功效归结为"三抗、三镇、一补"，即抗癫痫、抗惊厥、抗风湿、镇静、镇痉、镇痛、补虚。在四川、云南的民间，有"蜜渍为果或蒸煮食用天麻"的习俗，据说可祛风除湿、轻身增年。

值得注意的是，孕妇、产妇、小孩、经期女性不宜食，身体强健、口干舌燥、咽干喉痛、大便闭涩者也不宜服用。

106. 山茱萸

古俗九月九日重阳，取茱萸佩系于身，能祛邪辟恶。茱萸，就此成了我国古代民俗中的一大象征。曹植的《浮萍篇》写"茱萸自有芳，不若桂与兰"，茱萸可与"桂""兰"颉颃。及至大唐，它更是频现于佳作名篇。

然而早在战国，茱萸还是《离骚》中"又欲充夫佩帏"的恶草。茱萸为什么能一步步获得古人的偏爱，又能于诗史中地位"弯道超车"呢？全靠着它自身的"打铁硬功夫"。茱萸又分为吴茱萸、食茱萸和山茱萸。在明代辣椒传入中国之前，食茱萸一直是古人餐桌上辣而辛香的调味剂。而吴茱萸和山茱萸则皆是传统的中药材，其中山茱萸更是补肝益肾的良药。

山茱萸是山茱萸科植物山茱萸的成熟果肉。主产于浙江、安徽、河南、陕西、山西等地。秋末冬初采收时用文火烘焙或置沸水中略烫，及时挤出果核，晒干或烘干用。今时常见的六味地黄丸，便是以山茱萸为臣药，补养肝肾，固肾涩精。

关于山茱萸入药，历史上还有一段有趣的传说。相传，战国时期，长白山上的村民为赵王进贡了药品"山萸"，却被赵王当作俗物退回，当时的朱御医劝说无效后便将山萸种在了家中，三年时间，御医一直采收并保存茱萸，以备使用。一日，赵王旧疾复发，腰痛难忍。朱御医用山萸煎汤给赵王治疗，赵王服后症状大减，逐渐痊愈。这时，赵王的王妃得了崩漏症，朱御医又以山萸为主配制方药，治好了王妃。他告诉赵王此药就是当年村民进贡的山萸。赵王知晓后下令大种山萸，并为了表彰朱御医的功绩，把山萸更名为"山朱萸"。后来经过时间的变更，人们逐渐将"山朱萸"写成现在的"山茱萸"。

这一串小红果，本事真不小。《药性歌括四百味》有云："山茱性温，涩精益髓，肾虚耳鸣，腰膝痛止。"山茱萸具有补益肝肾，收敛固涩，止血缩尿，敛汗固脱的功效。它可以用于阳痿、遗精、尿频、汗出及妇女月经过多、漏下不止、头晕目眩、视物昏花等症。

山茱萸多内服，一般量取6～15克，入煎剂或入丸散。注意，因其性温收敛，身体强盛、膀胱热结、小便涩痛、素有湿热者应当忌用。

107. 石 斛

石斛又名"仙斛兰韵""不死草""还魂草""救命仙草"，其花姿态优雅，玲珑可爱，花色鲜艳，气味芳香，被喻为"四大观赏洋花"之一。而作为一味中药，《药性歌括四百味》中记载："石斛味甘，却惊定志，壮骨补虚，善驱冷痹。"其味甘，性微寒，归胃、肾经，功效益胃生津，滋阴清热。

铁皮石斛被称为"中华九大仙草之首",自唐宋以来,石斛一直是人们争相传诵和祈求之物。为什么铁皮石斛能够得到如此高度的肯定被称为"救命仙草"呢?这要从一个传说故事谈起。

　　相传,在2000多年前,秦始皇横扫六国,一统中原后,他开始担心自己去世后,万世的基业将落入他人之手。于是,秦始皇广招天下术士,寻求长生不老之药,以延长自己的寿命。就这样,一位名叫徐福的术士为秦始皇所招募。

　　有一天,徐福正在房间里休息,他突然梦见自己来到了一座仙山,四周是浩瀚辽阔的大海。徐福对此感觉非常的惊奇。这时,他听到一丝细微的笑声从远方传来。须臾间,他看见空中飘来了两片洁白的羽毛,羽毛落地后幻化成了两位身披白色霓裳的仙子。

　　只见,仙子们来到了一朵奇葩(奇特而美丽的花朵)面前,笑吟吟地说道:"恳请紫楹仙子赐予救命仙丹。"说完,仙子们从头发上取下一支银簪,在花瓣上轻轻一拨。一颗玉露自花瓣而出,落入晶莹剔透的玉环中。仙子们将玉环收好并道谢后,随即化为羽毛,随风飘逝。

　　徐福见到此幕,非常震惊。他见仙子们离开后,才上前伸出手想摸一下那朵奇葩。猛然间,电闪雷鸣、狂风大作,一条蛟龙自天而降,怒斥徐福:"大胆狂徒,此乃天下第一至阴至纯之宝物,食之可起死回生,长生不老,岂是尔等福薄之辈可享之?"说完,蛟龙张开其血盆大口,似乎想将徐福吞掉。

　　徐福顿时被吓得魂飞魄散,他霎时惊醒,全身虚汗淋漓。原来,刚刚那只是南柯一梦。一连数日,徐福茶饭不思。在他多日思考后,他将自己梦中的情形奏知秦始皇,表明自己愿去梦中仙山,为皇帝求得长生不老之仙草。

　　秦始皇听完徐福的上奏后,立即颁旨令徐福带三千童男童女横渡东海,求取长生不老之药。但大海茫茫,最终徐福一行人徒劳无功,滞留在了东瀛岛。

　　在徐福梦中所见的"紫楹仙姝",其实就是后世的滋阴极品野生铁皮石斛，其中的"紫楹"，取其与"滋阴"谐音罢了。

在民间，人们将新鲜的铁皮石斛原汁喂入极度虚弱的重危病人口中，可使其慢慢复苏。由此，铁皮石斛获得了"救命仙草"的美誉。

另外，石斛文化也逐渐成为一种风俗文化。在云南的傣族地区，石斛以其性能和特征，被当地人所崇敬，人们将它种植于自家的房顶上，以寄托傣族人民美好的愿望与情感。而在国外，石斛还被寄托了"秉性刚强，忠厚可亲"的美好期盼。

108. 党 参

相传紧依太行山的上党郡（今山西省东南部）有一位姓高的大财主，开了一家名叫"济生堂"的中药铺，但出售的却都是假药、劣药，打着"济世"的旗号，干着坑蒙拐骗的事。

有一天，一位名叫"张郎"的贫苦青年，因其父亲得了重病，到"济世堂"赊账买药，账越赊越多，父亲的病却越来越严重。于是，张郎拿着药去问开处方的郎中，没想到处方中开的"党参"在抓药时用别的草根代替了。但高财主财大气粗，张郎势单力薄，自觉争论不过，只得自己亲自上山寻找党参。

张郎爬上悬崖峭壁寻找党参，饥饿劳累的他倒在了一个岩洞里。昏昏沉沉中，张郎仿佛感到自己面前站着一位漂亮的姑娘。他向姑娘叙说了自己的苦楚后，姑娘告诉他说："前面夹槽里有一大棵党参，你把它挖去，可以救你的父亲。"张郎醒了，眼前却没有漂亮的姑娘，他意识到这是一场梦。不过，还是照着梦中姑娘所指的方向寻找党参。天亮后，他爬过悬崖，来到夹槽，果然发现了一棵党参。他把党参带回了家，栽在菜园里，搭好藤架，然后掐了一片党参叶儿进屋给父亲煎水喝。不想父亲的病竟一下子就好了。

从此，张郎精心培养党参，没想到，一天党参架下走出来了梦中的姑娘，她与张郎结成了夫妻，过起了幸福的生活。张郎也经常把自己种的党参施舍给无钱买药的病人。日子一长，张郎的义举传到高财主的耳中，高财主认为张郎断了他的财路，愤怒之下以金钱贿赂官府。张郎以"私种毒药"的罪名被下入监牢。乡民知道后愤愤不平，联名要求保释张郎，在众人的压力下，张郎终于得到释放。而高财主因贩卖假药、劣药失了人心，得到了应有的报应，"济世堂"最终倒闭。张郎上山采党参，不仅救活了父亲的命，而且给乡亲们解决了病痛，更难能可贵的是，张郎把自己栽培党参的经验无私传授给乡亲们，使党参服务于更多的人。从此，党参的故事一直在民间流传。党参也作为一味良药妙用至今。

《药性歌括四百味》中记载："党参甘平，补中益气，止渴生津，邪实者忌。"党参性味甘平，能够补气生津止渴，可用于食少倦怠的脾肺气虚的治疗。需要注意的是邪气实者，以驱邪为主，不宜补用，以免"闭门留寇"。平常可以泡水、炖汤，在鸡汤、鱼汤中加几片党参，很适合脾胃虚弱，气血不足的人食用，可以强身健体，提高机体免疫力。

109. 红　花

"红花颜色掩千花，任是猩猩血未加。染出轻罗莫相贵，古人崇俭诚奢华。"此诗出自唐代李中的《红花》，展现了红花作为一种染剂的重要存在价值。而在中药里，红花同样赫赫有名。

红花为菊科植物红花的干燥花，别名"草红花"。和藏红花一字之别，需注意区分。藏红花，又名"番红花"，李时珍云："番红花出西番回回地面及天方国，即彼地红蓝花也。元时以入食馔用。"藏红花叶细如线，近似水仙花。其入药部分为花柱上部及柱头，产量低而珍贵。现北京、江苏、浙江等地均有栽培。

在《药性歌括四百味》中有这样一段记载："红花辛温，最消瘀热，多则通经，少则养血。"红花，色红，质柔软而润，渍汁如血，味辛香特异，散行散破，乃行血、破血、和血、调血之要药，善通利经脉，为血中之气药，能泻而又能补，主胎产百病因血为患。

谈起红花的功效，就不得不提《船窗夜话》中记载的一则医家轶事。

陆曦（yǎn），奉化人，医术高明，并热心于救治病人。有一次，他得知在新昌有一位孕妇难产，于是，连忙从二百里外赶去为她诊治。

当陆医师一踏进孕妇家门口，便听见屋内哭声不断。孕妇的家属一见到陆医师，便哭诉道："产妇已经死了。"陆医师连忙上前，摸孕妇的胸口，发现其尚有微热。他稍加思索，脱口道："此属血闷，如果能找到红花数十斤，便可救活。"病人的家属听到后，欣喜若狂，火速派人如数买来了红花。陆医师令人将部分红花放入盛清水的大锅内，架起柴火将其煮沸，然后用三只木桶装起红花汤，并将窗格放在桶上。随后，他命人将产妇抬来放在窗格上。

随着红花汤的消散，陆医师不断将新的红花汤加入，以维持药效。过了一段时间，产妇的手指轻轻地发生了颤动。半天后，孕妇转醒，她从死亡的边缘活了过来。全家人化悲为喜，十分感谢陆医师的救命之恩。陆医生只是摆着手说："我哪是什么神医，只不过是血闷致产妇昏死，而红花是活血解瘀良药，对症下药罢了。"

药茶，是中医与茶文化结合的产物，具有养生保健、防病治病的功效。如今，红花作为"活血通经，化瘀消斑"的良药，正在以药茶的形式逐步走近我们的生活。对于脂肪肝病人而言，除了需要保持良好的日常习惯，可适当选择饮用有保肝护肝作用的红花山楂橘皮茶，以水煎煮取汁，每日1剂，分数次饮，可疏肝养血，活血化瘀。而将红花、檀香和红糖一起煎煮，名为红花檀香茶，取汁饮用，可活血化瘀、理气止痛，适合患有胸闷和胸口隐痛的冠心病患者。

110. 石莲子

莲为原双子叶植物睡莲目睡莲科多年水生草本植物，古语有"一莲九药"之说，也就是莲的入药部位不同，功效有别。自然界造化的神奇之处在于即便是同一入药部位，因为成熟程度不同，功效竟然也不一样。

莲子为莲的干燥成熟种子，莲子性味甘、涩、平，有补脾止泻、益肾固精、养心安神的功能，自古以来便是药食两用的佳品。石莲子，也是莲子，不过情况较为特殊。石莲子是莲子果实成熟经霜后落于水中，沉于河泥并带有黑色果壳的种子，它质地坚硬，而且不容易腐坏。石莲子性寒，味甘、苦，《药性歌括四百味》中记载："石莲子苦，疗噤口痢，白浊遗精，清心良剂。"因此，莲子和石莲子性味与功效差别很大，不能混用。

石莲子主要含有棉子糖、淀粉以及钙、磷、铁等物质。因为有祛湿热、开胃进食的作用，古代常用于治疗湿热内蕴导致的痢疾，这种痢疾常有饮食不进、食入即吐，或呕不能食的突出症状，又被称为噤口痢。明代著名中医药学家李时珍在《本草纲目》中曾记载一首治疗这种病的药方：将石莲子炒熟，研成粉末，用放置很久的陈米煮汤送服，每次服用二钱。因为石莲子可以清湿热、涩精止泻，所以可以治疗湿热下注导致的乳糜尿以及男子的遗精、前列腺炎等；石莲子苦寒，中医学认为苦能降火，寒能清热，因此它还是清心除烦的良药。明代文人谢肇淛在他的读书笔记《五杂俎》记载了一个有趣的故事：河北赵县、宁晋县的居民在挖土过程中，发现了埋在土中很多年坚硬如石的石莲子，便将它们投入水中，不久之后，水中竟然长出了莲叶。

石莲子，又名甜石莲子，据文献记载，石莲子在明代已出现伪品，其药用混乱由来已久，市场上苦石莲子经常混入石莲子的中药饮片中。苦石莲系豆科植物南蛇簕的种子，气微弱，味极苦辛，长于治跌打疼痛，因此临床不能混用。莲子、（甜）石莲子、苦石莲子，一字之差，不能闹出笑话哟！

111. 谷　芽

谷芽为禾本科植物粟（俗称小米）的成熟果实经发芽干燥的炮制加工品，《本草纲目》称之为"粟芽"。粟谷浸水，维持适宜温、湿度，待须根长至约6毫米时，晒干或低温干燥，即成谷芽。

我国黄土高原及北方部分地区是目前公认的粟类作物发源地。先民逐水而居，粮仓有时会因洪水或大雨为水侵袭。偶然一次，吸水后的粟借助地温会发芽，煮熟味甜，并且具有特殊风味。先民们创建了发芽坑以复制这一风味，谷芽开始进入食谱之中。至今，我国某些地区还保留有食用发芽谷物粥的习俗。

没有及时吃完的谷芽在合适的环境下能够自然发酵产生酒精，味道芬芳浓郁。在佳酿的驱动之下，我国、古埃及、古巴比伦等不同地区不约而同地摸索出小口尖底瓮这一能够减少酸败、有效集中沉淀物的专用酒器。距今 5000 年前的仰韶文化时期，人们就开始酿造混合了粟、麦、薏米及瓜蒌根、薯、百合等块根类植物的混合谷芽酒。作为来自台湾省的美酒，"马拉桑"中仍然保留了小米、麦芽等混合酿酒的工艺。相比于大麦，粟黍的淀粉酶含量较低，酿造时间也相对较长。

自汉末《名医别录》起，谷芽开始见于本草著作中。《药性歌括四百味》记载："谷芽甘平，养胃健脾，饮食停滞，并治不饥。"生活中若遇此症，可取谷芽 120 克研为细末，同适量姜汁、盐和匀作饼食用，每天 3 次，每次食用 5 克即可。

中医经典科普读本

《医学三字经》科普解读

　　本书撷选了清代著名医家陈修园先生《医学三字经》中的部分常见病，如中风、暑症、咳嗽、眩晕、泄泻、消渴、心腹疼痛等，以及小儿常见病和妇科经、带、胎、产的相关疾病，结合西医对相应症状的可能诊断，分析相应的脑血管意外、中暑、肺系感染、高血压和耳源性头晕、胃肠道感染、糖尿病、心肌梗死等疾病的中医认识。著者以通俗易懂的语言，从中西医两方面进行了介绍，既讲述了西医相关疾病的常规治疗，又重点分析了这些常见病的中医辨识、治疗，并增加生活预防的小技巧，力图让大众能充分理解，并有助于日常生活健康，恢复中医为人类健康服务的生活属性。中医就是一种健康生活的学问，希望本书能给大家带来自然且健康的生活。

承先启后《温疫论》

　　著者以吴又可《温疫论》贯通中医药历史，阐释了中医药的优秀与突出贡献。《温疫论》充分吸收了《黄帝内经》《伤寒杂病论》等经典医著的学术经验，深刻启迪了清代的温病学。《温疫论》创立了"异气学说"，提出邪自口鼻而入、邪伏膜原、邪出膜原、疫有九传等传播途径，体现了吴又可的科学预见、临床路径、诊疗方案，以突出的学术成就立于抗击疫情的理论前沿，用丰富的学术内涵影响着未来。全书共20讲，条理清晰，内容非富，对妇女儿童、兼夹疟痢、外感转杂病、真假虚实、阴阳交错、误治补救等复杂情况，都有详细的理论讲解和案例分析，值得广大中医师及中医爱好者研习、参考。

趣说千古流"方"

　　编者在广泛调查和收集当代校园学生常见疾病的基础上，以古今记载的常用方剂为依托，对常用方剂的组成、功效、主治、方解、临床应用和方歌等内容进行了系统整合，以故事对话的形式进行编写，以期让方剂阐释更加生动、形象、简单、实用。

　　全书共分为十三类常见病症，涉及感冒发热、咳嗽咯痰、头痛牙痛、胃痛胃胀、腹痛泄泻、腰酸腿痛、二便不利、疮疡痒疹、气血亏虚、夏季中暑、月经不调、失眠健忘、抑郁焦虑的常用方剂，不仅专注于方剂专业知识的传播，同时也蕴含了大医精诚、医者仁心的中医药文化价值理念。本书内容简明扼要，故事生动形象，联系临床，注重实用，可作为中医、中西医临床专业医学生学习方剂时的辅助资料，亦可作为中医药爱好者学习中医方药知识的参考读物。